中药学实验教学系列教材

指导委员会

主任 彭代银

委员 许 钒　桂双英　金 涌　陈 浩　年四辉
韩邦兴　王文建　施伶俐　王甫成

编 委 会

主编 桂双英

编委 （按姓氏笔画排序）

马 伟　马世堂　马灵珍　马陶陶　方艳夕
方清影　王 汀　王 茜　王存琴　包淑云
申传濮　任小松　刘 东　刘汉珍　刘劲松
刘超祥　刘耀武　华 芳　安凤霞　年四辉
朱 惠　朱月健　朱富成　汝燕涛　许 燕
闫 攀　何 宁　何宝佳　吴 飞　宋 珏
宋向文　张 伟　张艳华　张晴晴　李 军
李 芳　李丽华　李耀亭　杨青山　沈 悦
陆松侠　陆维丽　陈 浩　陈乃东　陈艳君
周凌云　朋汤义　郑峙澐　施伶俐　查良平
胡婷婷　赵玉姣　郭伟娜　顾晶晶　黄 琪
储姗姗　储晓琴　彭 灿　彭华胜　程 翔
程铭恩　谢 晋　谢冬梅　窦金凤　戴 军

普通高等学校"十三五"省级规划教材
中药学实验教学系列教材

中药化学
实验指导

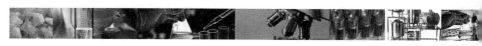

主　审　吴德玲

主　编　刘劲松

副主编　马世堂　王国凯

编　委　（按姓氏笔画排序）

马世堂（安徽科技学院）

王存琴（皖南医学院）

王国凯（安徽中医药大学）

包淑云（皖南医学院）

刘劲松（安徽中医药大学）

刘超祥（亳州职业技术学院）

张　伟（安徽中医药大学）

张晴晴（亳州学院）

沈　悦（亳州学院）

陆维丽（安徽医科大学）

陈乃东（皖西学院）

顾晶晶（亳州学院）

中国科学技术大学出版社

内 容 简 介

本书内容包括上、下两篇共 4 章。其中上篇为基础理论部分,强调中药化学实验的基本知识、基本操作技能和基本操作方法的培养,包括薄层色谱制备、柱色谱常用分离材料和基本操作、化合物的精制纯化等。下篇为实验部分,注重对学生的实际操作技能的训练,包括挥发油类、香豆素类、黄酮类、醌类、生物碱类、皂苷类、萜类及多糖类的提取、分离和鉴定等。本书特别增加了设计性、综合性实验——绞股蓝总皂苷的提取和制剂鉴别,以期为培养学生分析问题和解决问题的能力提供有益的探索。

本书可作为全国高等医药院校中药、药学类各专业学生的教学用书,也可供广大医药工作者参考。

图书在版编目(CIP)数据

中药化学实验指导/刘劲松主编. —合肥:中国科学技术大学出版社,2021.1
ISBN 978-7-312-05086-2

Ⅰ. 中⋯　Ⅱ. 刘⋯　Ⅲ. 中药化学—化学实验—高等学校—教材　Ⅳ. R284-33

中国版本图书馆 CIP 数据核字(2020)第 238441 号

中药化学实验指导
ZHONGYAO HUAXUE SHIYAN ZHIDAO

出版	中国科学技术大学出版社
	安徽省合肥市金寨路 96 号,230026
	http://press.ustc.edu.cn
	http://zgkxjsdxcbs.tmall.com
印刷	安徽省瑞隆印务有限公司
发行	中国科学技术大学出版社
经销	全国新华书店
开本	710 mm×1000 mm　1/16
印张	8
字数	135 千
版次	2021 年 1 月第 1 版
印次	2021 年 1 月第 1 次印刷
定价	30.00 元

序

中药学是实践特色突出的学科门类,坚持以立德树人为根本任务,"科学思维与中医药思维"并重和"传承有特色、创新有基础、服务有能力"是中药学专业人才培养理念与目标。实验教学是中药学专业人才培养的重要组成部分,是实现教学理论与实践紧密结合,培养学生中医药思维、提升创新意识、提高中药技能和综合运用能力的必要手段和不可或缺的主要环节。

实验教材作为实验教学内容与方法的信息载体,是开展实验教学的基本依据,是深入教学改革和保障教学质量的重要基础,也是教学改革和科研成果的固化。教材建设并不是单项行为,在学科、专业、课程、教材一体化体系中,它是人才培养目标实现的重要支撑;同时,教材具有鲜明的与时俱进的时代性,是不同历史阶段保障"为谁培养人""培养什么人""怎么培养人"的核心教学资源。

当前,中医药高等教育正由规模化向内涵式发展转变,安徽中医药大学在四十载中药学专业人才培养实践中,以立德树人为根本,立足"北华佗,南新安"的中医药辉煌历史和种类丰富的中药资源特色,面向地方中医药产业发展需求,持续不断进行教育教学改革,逐步形成了"能识药、能制药、能用药、能评药、能创药"的五种专业能力培养目标,以及具有创新性的应用型高素质中药人才培养模式,并在省内产生了较为广泛的辐射示范效应。但是,与之相应的、与"专业五能"培养相关的实验教材相对缺乏。

因此,本套安徽省规划教材——"中药学实验教学系列教材"的编写具有重要的现实意义。首先,本套系列教材的出版与中药学"专业五能"的培养紧密联系,它囊括了中药学专业核心实验课程教材——《药用植物学显微实验》《中药鉴定学实验》《中药化学实验》《中药药剂学实验》《中药炮制学实验》《生物药剂学与药物动力学实验》，及时满足了新时期"专业五能"实践能力培养的迫切需求；其次，本套系列教材的编写，凝聚了安徽省各高校中药学专业骨干教师的共同智慧和经验，在此过程中各位老师碰撞出了思想火花、凝聚了共识，形成了"老中青"相结合的教学队伍，有力提升了师资队伍水平。最后，本套系列教材强调中药传统技能的传承，培养学生的综合能力与创新思维，融入新的实验方法和技术，为凸显地方特色、培养符合地方实际需求的中药专业人才、巩固安徽中药人才培养改革成果提供有力支撑。

　　故愿应邀作序，祝愿本系列教材成为打造安徽中药学专业实验教学特色的有力抓手！祝愿中药学人才"专业能力"培养能够立足内涵、面向中药产业和行业取得更大的进步，为安徽中药学专业人才的高质量发展做出贡献！

彭代银

2019 年 12 月

前　　言

　　中药化学是一门实践性很强的学科,中药化学实验是中药化学课程的一个组成部分。实验内容要突出为中药现代化和产业化服务的指导思想,注重理论联系实际,既要与我国经济发展和社会进步情况相适应,又要突出科学性、先进性和时代感。

　　通过实验,检验学生在课堂上所学到的理论知识,使学生对理论知识的理解更加深入、掌握更加牢固;同时还对学生的基本操作技能进行训练,培养学生分析问题和解决问题的能力。通过实验,学生可以得到从事中药化学科研工作和实际工作的基本训练;养成严谨的科学态度和良好的科学作风。

　　本教材的编写队伍由长期工作在教学、科研一线的多位老师组成。具体分工如下:实验1、实验2由马世堂编写,实验3由顾晶晶编写,实验4由刘超祥编写,实验5由陈乃东编写,实验6由包淑云编写,实验7由陆维丽、沈悦编写,实验8由王存琴编写,实验9由陆维丽编写,实验10由张晴晴编写,实验11由王国凯、刘劲松编写,实验12、实验13及附录由张伟编写。

　　本书可作为全国高等医药院校中药、药学类各专业学生的教学用书,也可供广大医药工作者参考。

　　在本书编写过程中,得到了省内各兄弟院校及有关同行的大力支持,在此一并表示衷心感谢!

　　因编者水平和能力有限,不妥之处,敬请广大师生和读者批评指正。

编者

2020 年 7 月

目　　录

上篇

基础理论篇

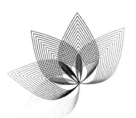

第1章　中药化学实验须知

一、实验要求

（1）每次实验前须预习实验内容，明确实验目的，掌握实验原理与方法，安排好实验计划。

（2）实验时要遵守实验室制度，按照操作要求认真操作；正确使用各种仪器，掌握基本操作技术。及时并如实记录观察到的实验现象、结果以及相关实验数据。

（3）实验室内要保持安静、整洁，严禁吸烟；未经允许不得擅自离开。

（4）实验结束后要认真分析实验现象，得出合理的结论，写出实验报告。实验产品应贴上标签，注明品名、数量、组别、姓名，交给指导老师。

（5）实验完毕后，值日生负责整理公用仪器，打扫实验室，检查水、电、门、窗，关妥后方可离开。

二、实验室规则

（1）进实验室必须穿白大衣，实验过程中不允许做与实验无关的事。

（2）遵守实验室的各项规章制度，听从教师指导，尊重实验室工作人员。

（3）实验前清点并检查实验仪器是否完整（若有损坏应及时报损、补领），正确安装实验装置，经检查合格后方可开始实验。

（4）使用仪器应轻拿轻放，仪器使用完毕后要及时清理干净。贵重仪器未经允许不得擅自使用。

（5）公用仪器和药品，用完后应及时放回原处。

（6）节约用水、用电，节约试剂，严格控制药品用量。

三、实验室安全注意事项

（1）使用易燃、易挥发性的溶剂时要远离火源，并在通风的地方进行；启封易挥发性的溶剂瓶盖时，脸要避开瓶口，以防气体冲到脸上。

（2）有毒、有腐蚀性的药品应妥善保管，操作后应及时洗手，勿沾及身体。

（3）回流或蒸馏易燃、易挥发溶剂时，不得采用明火加热，应根据溶剂沸点选用水浴、油浴、砂浴或电热套。注意仪器装置切勿漏气，加入的溶剂应适量，加热前要加入防爆剂。添加溶剂或补加沸石时必须停止加热，待降温后才能加热，否则会发生暴沸。

（4）不得在烘箱内干燥带有有机溶剂的仪器和物品。

（5）使用电器设备及各种分析仪器时，要先了解电路及操作规程。使用时，注意仪器和电线不要放在潮湿处，湿手不要接触电源。

（6）万一不慎引起着火，要保持镇定，立即切断室内所有电源和火源，搬走易燃品，并视着火情况采取相应的灭火措施。

四、急救常识

（1）外伤：取出伤口处的碎玻璃或固体物，经流水冲洗后，用75%乙醇消毒，涂上碘酒，用消毒纱布包扎好。较大伤口则先须按紧主血管，再急送医务室。

（2）火伤：轻伤涂抹硼酸或凡士林，重伤须急送医务室。

（3）试剂灼伤：

酸灼伤：立即用大量水冲洗，然后用3% Na_2CO_3 溶液蘸洗。

碱灼伤：立即用大量水冲洗，然后用1% HAc 溶液蘸洗；若灼伤眼睛，则用饱和硼酸溶液洗。

（刘劲松）

第 2 章　中药化学各类成分的基本实验

实验 1　常见色谱实验(薄层色谱、柱色谱)

实验 1.1　硅胶薄层板的制备及薄层色谱的基本操作

薄层色谱是指把支持物(固定相)均匀涂布于支持板(常用玻璃板,也可用涤纶布等)上形成薄层,待点样、展开后,根据比移值(R_f)与适宜的对照物按同法所得的色谱图的比移值(R_f)做对比,用以进行成分鉴别、杂质检查或含量测定的方法。薄层色谱依据固定相的不同,分为薄层吸附色谱(吸附剂)、薄层分配色谱(纤维素)、薄层离子交换色谱(离子交换剂)、薄层凝胶色谱(分子筛凝胶)等。一般实验中应用较多的是以硅胶吸附剂为固定相的薄层吸附色谱。其操作步骤分为薄层板的制备、点样、展开、显色和定量,现分别叙述如下:

一、薄层板的制备

(一)不加黏合剂的薄层板(软板)涂布法

将硅胶 H 置于薄层涂布器中,调节涂布器的高度,向前推动,即得均匀薄层。本实验主要用于简易制作涂布薄层,取表面光滑、直径均一的玻璃棒一支,依据所制备薄层的宽度、厚度要求,将玻璃棒套上厚度为 0.3～1 mm 的塑料圈或金属环,以使玻璃棒向前推动时能保持方向平行,均匀地铺在玻璃板上。

(二)加黏合剂薄层板的涂布法

1. 硅胶 G 薄层板

取硅胶 G 或硅胶 GF 1 份置于研钵中,加水约 5 份,研磨均匀,放置片刻,随即用药匙取适量,分别倒在一定大小的玻璃片上(或倒入涂布器中,推动涂布)均匀涂布成 0.25～0.5 mm 厚度,轻轻震动下玻璃板,使薄层面平整均匀,在水平位置放置,待薄层发白近干时,置于 110 ℃烘箱中烘干活化 1～2 h,冷却后贮于干燥器中备用。活化温度、时间可依据实际需要调整。一般鉴别水溶性成分或一些极性大的成分时,所用薄层板只需在空气中自然干燥,不经活化即可贮存备用。

2. 硅胶—羧甲基纤维素薄层板

取羧甲基纤维素 0.2 g 于研钵中,加少量水研磨使其溶胀,然后溶于 25 mL 水中,在水浴上加热搅拌,使其完全溶解,倒入研钵中,加硅胶细粉(一般硅胶细粉过 300 目筛的,需 6～8 g,过 200 目筛的,需 10～20 g),研磨成稀糊状,按照硅胶 G 薄层涂布法制备薄层。或取 2 块 2.5 mm 厚的玻璃长板,中间夹一至几块 2.2 mm 厚的薄层用玻璃片,将适量硅胶糊倒在中间,用药匙适当涂匀,另取一块边缘较平整的玻璃片将硅胶糊刮平,推出薄层板,水平放置,自然晾干后再活化贮存。

(三)特制薄层的制备

根据分离工作的特殊需要,可制成以下几种特制薄层:

1. 酸、碱薄层和 pH 缓冲薄层

为了改变吸附剂的酸碱性,以改进分离效果,可在铺薄层板时用稀酸或稀碱溶液(如 0.1～0.5 mol/L 氢氧化钠溶液)代替水制成酸性或碱性的硅胶薄层。或用乙酸钠、磷酸盐等不同 pH 的缓冲液代替水制成 pH 缓冲薄层。

2. 硝酸银薄层

硝酸银薄层色谱主要用于具有双键数目和位置差异的化合物的分离,其制法是在吸附剂中加入 5%～25%硝酸银水溶液代替水制成均匀糊状,再按常规

方法铺成薄层板。制成的薄层避光阴干,于 105 ℃ 活化 0.5 h 后避光贮存。制成的薄层以不变成灰色为好,可保存 3 天。也可先把硝酸银用少量水溶解,再用甲醇稀释成 10% 溶液。把预先制好的硅胶 G 薄层浸入此溶液中约 1 min,取出避光阴干,按上述方法活化、贮存。

二、点样

将样品溶液滴到已制备好的薄层上,点的直径不大于 3 mm,样品滴加在距离薄层一端 1～1.5 cm 的起始线上,点与点之间距离为 0.5～1 cm,展开剂用量以浸没薄层起始线一边约 0.5 cm 高度的量为宜。一般定性实验可用普通毛细管,定量实验可用微量注射器(1 μL、10 μL、50 μL)。样品溶液应尽量选用易挥发的有机溶剂,以便点样后溶剂迅速挥发,以减少空气中水分对吸附剂活性的影响。如果样品为水溶液或不易挥发的溶剂,此时可用电吹风或红外灯加热,要注意加热不能破坏化合物。点样量一般为几到几十微克。斑点要集中,所以点样时应点在原点上,直径要尽可能小。

三、展开

在实际工作中大都还要经过实验而确定合适的展开剂。好的展开剂应能把混合物的成分很好地分离。展开剂的质量对于展开结果的影响较大。溶剂要用三级(化学纯,CP)或二级(分析纯,AR)规格的溶剂,或将工业级的溶剂精制后应用。薄层的展开必须在一个密闭的色谱缸中进行。色谱缸内预先用展开剂蒸气饱和,饱和后才能进行展开。实际应用小色谱缸时由于空间较小很快就会达到饱和,同时展开时间短,对分离效果影响较小。边缘效应也不明显。

展开方式最常用的是上行法,它比下行法分离效果好,因展开剂移动较慢,除了单向展开外,还需第二次转向展开。由于单向展开在第一次展开后几种成分分离得不太开,经过第二次转向展开后,就有可能分得更开些。对成分复杂和化学结构相近的混合物,常用这种双向展开法来分离。

展开一般是在室温下进行。若被分离物质见光易分解,则应用黑布(纸)罩上,避光展开。展开完毕后,取出薄层板,用铅笔或小针划出展开剂的前沿位置,待展开剂挥散后进行斑点检出。

四、显色和定量

薄层板展开完成后,从展开装置中取出,于室温或烘箱中干燥,然后根据被分离物质的种类和性质,选用相应的显色剂喷雾显色,或用紫外灯检测被分离的物质斑点,测量和计算各斑点的 R_f 值。通过薄层色谱分离的各种溶质组分在滤纸上移动的速率通常用 R_f 表示:

薄层色谱在分析定量时需注意以下几点:

(1) 在喷雾显色时,不加黏合剂的薄层要小心操作,以免吹散吸附剂。

(2) 薄层色谱还可以用强腐蚀性显色剂,如硫酸、硝酸、铬酸或其他混合溶液。这些显色剂几乎可以使所有的有机化合物转变为炭,如果支持剂是无机吸附剂,薄层板经此类显色剂喷雾后,被分离的有机物斑点即显示黑色。此类显色剂不适用于定量测定或制备用的薄层。

(3) 如果样品斑点本身在紫外光下不显荧光,可采用荧光薄层检测法,即在吸附剂中加入荧光物质,或在制备好的薄层上喷洒荧光物质,制成荧光薄层。这样在紫外光下薄层本身显示荧光,而样品斑点不显荧光。吸附剂中加入的荧光物质常用的有 1.5%硅酸锌镉粉,或在薄层上喷洒 0.04%荧光素钠、0.5%硫酸奎宁醇溶液或 1%磺基水杨酸的丙酮溶液。

(4) 由于薄层边缘含水量不一致,薄层的厚度、溶剂展开距离的增大,均会影响 R_f 值,因此在鉴定样品的某一成分时,应用已知标准品作对照。

(5) 定量时,可对斑点做光密度测定,也可将一个斑点显色,而将与其相同 R_f 值的另一未显色斑点从薄层板上连同吸附剂一起刮下,然后用适当的溶剂将被分离的物质从吸附剂上洗脱下来,进行定量测定。

注 国内青岛海洋化工厂出售的色谱用的硅胶在吸附剂名称之后加字母的含义如下:硅胶 G:G 是"Gypsu"即石膏的缩写,表示加了石膏;硅胶 H:H 表示不加石膏;硅胶 GF₂₅₄:GF₂₅₄表示加石膏和波长为 254 nm 显绿色荧光的硅胶锌锰;硅胶 GF₃₆₅:GF₃₆₅表示加石膏和波长为 365 nm 显黄色荧光的硫化锌。氧化铝则依此类推。

实验 1.2　柱色谱的基本操作

柱色谱法是目前被广泛应用的一种分离纯化方法。柱色谱法可根据两相所处的状态来分类,即当液体作为流动相时称为液相色谱,气体作为流动相时称为气相色谱;也可根据色谱过程机理来分类,如利用吸附剂表面对不同组分吸附性能的差异来分离的称为吸附色谱,利用不同组分在流动相和固定相之间的分配系数不同而分离的称为分配色谱,利用分子大小不同进行分离的称为排阻色谱或分子筛色谱,利用不同组分对离子交换剂亲和力不同进行分离的称为离子交换色谱,等等。

需要指出的是,在色谱分离的过程中并非只有单因素的作用,而是多因素的共同作用来达到分离目的的。下面介绍实验室中常用的色谱方法。

一、硅胶柱吸附色谱

硅胶为多孔性物质,可用通式 $SiO_2 \cdot xH_2O$ 表示。它具有多孔性的硅氧环的交键结构,由于其骨架表面具有很多游离、键合的硅醇基基团(—SiOH),它能够通过氢键与极性或不饱和分子相互作用,同时能吸附多量的水分。当加热活化(100~110 ℃)时,硅胶表面因氢键所吸附的水分能被可逆地除去。但温度升至 500 ℃时,硅胶表面的硅醇基进一步脱水缩合转变为硅氧烷键而不再具有吸附的性质。

硅胶色谱适用范围广,适用于非极性和极性化合物,如萜类、甾体、生物碱、强心苷、蒽醌类、酸性、酚性化合物、磷脂类、脂肪酸、氨基酸等的分离。

(一)色谱柱的制备

硅胶色谱柱装柱一般采用湿法装柱,即将硅胶混悬于溶剂中,不断搅拌,待溶液中气泡除去后,一起倾入色谱柱中,色谱柱中硅胶段直径与长度之比为

1∶20～1∶30。若硅胶的颗粒较细,而粒度分布范围窄,则可采用短柱(1∶5),这样不仅增大了截面积,也增加了样品的载量。硅胶最好一次倾入,否则由于不同粒度大小的硅胶沉降速度不一,硅胶柱会有明显的分段现象,影响分离效果。另外,也可采用干法装柱,将所需硅胶一次倾入柱中,然后墩紧,至硅胶高度不改变为止。欲分离样品与吸附剂的比例为1∶30～1∶60。

(二)加样

样品上柱可采取两种方式,如样品能溶于流动相,可用少量流动相溶解,从柱顶加入;如样品难溶于流动相,则可分散于适量溶剂中,拌于干燥硅胶上,待溶剂挥发尽后,再上柱。最后,在柱顶覆盖一层硅胶或棉花,然后用流动相洗脱。

(三)洗脱

色谱过程中溶剂的选择,与组分分离的关系极大,一般没有可循的规律。通常是根据物质的极性采用相应的极性溶剂来洗脱。溶剂的洗脱能力随介电常数的增大而增大,在实际吸附色谱中采用逐步递增极性的梯度洗脱方式。通常,借助硅胶薄层色谱(TLC)的结果来摸索分离条件,基本上可以套用于柱色谱。两者的不同之处在于样品与硅胶的用量比例,通常柱色谱所用的溶剂的极性比薄层色谱展开剂的略偏小。

二、氧化铝色谱

氧化铝色谱是常用的色谱方法,适用于亲脂性成分分离,广泛应用于生物碱、甾体化合物、强心苷、精油、内酯化合物等中药成分的分离。它具有价廉、分离效果好、再生容易、活性容易控制而能适应不同化合物色谱要求等优点。但是氧化铝色谱也有许多缺点,如部分酚性化合物(如黄酮类化合物)、部分酸性物质(如三萜酸)能与氧化铝化学结合而不能应用。

影响氧化铝色谱的因素很多,实际操作时主要选择具有适当活性和适当酸碱度的氧化铝,以及能充分发挥其分离效能的溶剂。

（一）氧化铝色谱柱的选择

色谱柱的装置，其内径与柱长的比例在 $1：10\sim1：20$ 之间。有时由于特殊需要，例如两个或两个以上性质相近的成分的分离，为了提高分离效果，可适当采用细长的色谱柱。

（二）色谱柱的制备

一般先量取一定体积的溶剂（V_0），将色谱柱的活塞稍打开，使溶剂滴入接收器中，同时将氧化铝慢慢地加入，一边沉降，一边添加，直到加完为止。氧化铝加入速度不宜太快，否则将带入气泡而"破坏"色谱柱。必要时可在色谱管外轻轻给予振动，使氧化铝均匀下降，并有助于氧化铝带入的气泡外溢。当采用活性较高的氧化铝进行色谱操作时，更应注意。待氧化铝加完后，仍使溶剂流动一定时间，然后将氧化铝柱上面的溶剂全部滴入接收器，量取接收器内溶剂量（V_1）。V_0 与 V_1 之差（V_0-V_1），称为柱体积。这样，在进行色谱实验的过程中，我们就能主动掌握大致在什么时候开始收集流份。当变换溶剂的时候，就可知道新换溶剂大致从何流份开始。

氧化铝的用量一般为样品量的 $20\sim50$ 倍，根据被分离化合物的性质而定。若遇到碳氢化合物如萜烯、倍半萜烯等，由于氧化铝对这些化合物的吸附力较弱，则进行色谱实验时氧化铝用量略增，为样品量的 $100\sim200$ 倍，而且为了尽量减少碳氢化合物在色谱柱中扩散，色谱过程中不能有间歇。

（三）加样

一般将样品溶于有机溶剂中，轻轻注入已准备好的氧化铝柱，勿使氧化铝柱面受到扰动，否则将影响色谱效果。如果样品不易溶于开始进行色谱时使用的有机溶剂，那么，先将样品溶于能溶的有机溶剂，以少量的氧化铝拌匀，然后将有机溶剂挥发干净，再按氧化铝一般装柱法，将带有样品的氧化铝加入色谱柱中。

（四）洗脱

洗脱过程与氧化铝活性、被吸附物质的性质、温度及溶剂的性质和浓度有关。就溶剂而言,极性溶剂的洗脱能力较非极性溶剂大,所以逐步增加溶剂的极性,可使吸附在氧化铝柱上的不同化合物逐个洗脱,达到分离的目的。

三、聚酰胺薄层色谱

聚酰胺是通过酰胺基聚合而成的一类高分子化合物(锦纶),聚酰胺分子中含有丰富的酰胺基团,可与酚类、醌类、硝基化合物等形成氢键而被吸附,与不能形成氢键的化合物分离。聚酰胺薄层色谱适用于黄酮类、酚类、醌类等物质的分离,远比其他方法优越。其特点是:对黄酮类等物质的色谱是可逆的,分离效果好,可使性质极相近的类似物得到分离;其柱色谱的样品容量大,适于制备分离。聚酰胺薄层色谱则是一种用途广、快速、简便的分析、分离方法。因此,聚酰胺薄层色谱应用后,不仅为黄酮等酚性物质的分离提供了有效方法,而且也为其他物质的分离增加了一种手段。

(一)聚酰胺前处理

锦纶中通常有两种杂质:一种是聚合原料单体及其小分子聚合物;另一种是蜡质(锦纶丝在制成后,表面会涂一层蜡)。这些杂质必须除去,否则原料单体及其小分子聚合物可与酚类物质形成复合物。蜡质能被醇液洗脱下来,与分离物质混在一起则难以除去。除去单体及小分子聚合物的方法,具体如下:聚酰胺粉以 90%~95% 乙醇浸泡,不断搅拌,除去气泡后装入色谱柱中。用 3~4 倍体积的 90%~95% 乙醇洗涤,洗至洗液透明并且蒸干后无残渣(或极少残渣)。再依次用 2~2.5 倍体积的 5% 氢氧化钠水溶液、1 倍体积的蒸馏水、2~2.5 倍体积的 10% 醋酸水溶液洗涤,最后用蒸馏水洗至中性,备用。

(二)色谱柱的制备

若选用含水溶剂系统色谱,则常以水装柱。若选用非极性溶剂系统色谱,则常以溶剂组分中极性低的组分装柱。若以氯仿装柱,因其比重较大,使聚酰胺粉浮在上面,加样时应将柱底端的氯仿层放出,并立即加样,加样后顶端以棉花塞紧,在色谱关闭时,应将顶端的多余氯仿液放出,否则,聚酰胺会浮起而搅乱色谱带。

（三）加样

聚酰胺的样品容量较大，一般每 100 mL 聚酰胺粉可上样 1.5～2.5 g，可根据具体情况适当增加或减少。若利用聚酰胺除去鞣质，则样品上样量可大大增加，通常通过观察鞣质在柱上形成的橙红色色带的移动来确定是否还要继续加样品，当样品加至该色带移至柱的近底端时，停止加样。样品常用洗脱剂溶解，其浓度在 20%～30%。不溶样品可用甲醇、乙醇、丙酮、乙醚等易挥发溶剂溶解，拌入聚酰胺干粉中，拌匀后将溶剂减压蒸去，以洗脱剂浸泡装入柱中。

（四）洗脱

聚酰胺色谱的洗脱剂常采用水-乙醇（10%、30%、50%、70%、95%），氯仿-甲醇（19∶1,10∶1,5∶1,2∶1,1∶1）依次洗脱。若仍有物质未洗脱下来，可采用 3.5% 氨水洗脱。洗脱剂的更换，一般根据流出液的颜色来判断，当颜色变得很淡时更换下一种溶剂，并以适当体积分瓶收集，分瓶浓缩。各瓶浓缩液以聚酰胺薄膜色谱检查其成分，成分相同者合并，再进入下一步纯化。

四、大孔吸附树脂色谱

大孔吸附树脂是一种不含交换基团的、具有大孔结构的高分子吸附剂，也是一种亲脂性物质。它可有效地吸附具有不同化学性质的各种类型的化合物，以范德华力从很低浓度的溶液中吸附有机物。大孔吸附树脂由于具有选择性好、吸附容量大、机械强度高、再生处理方便、吸附速度快、解吸容易等优点，现广泛应用于工业废水的处理，维生素、抗生素的分离提纯及水溶性成分的分离纯化，近年来多用于皂苷及其他苷类化合物的分离。

（一）类型及性能

大孔吸附树脂一般为白色颗粒状，理化性质稳定，不溶于酸、碱及有机溶剂。按性能分为极性、中极性和非极性三种类型。非极性吸附树脂是以苯乙烯为单位,二乙烯苯为交联剂聚合而成的,又称为芳香族吸附剂。中极性吸附树脂是以甲基丙烯酸酯为单位,和交联剂聚合而成的,也称为脂肪族吸附剂。极性吸附树脂则在结构中含有硫氧、酰胺、氮氧等基团。由于树脂性质各异,使用时需加以选择。如分离极性较大的化合物应选用中极性的树脂,而分离极性较小的化合物则选用非极性树脂。

(二)预处理及再生

新购的树脂一般是用氯化钠及硫酸钠处理过的,同时树脂内部尚存在未聚合的单体,残余的致孔剂、引发剂、分散剂等,故用前必须除去。将新购的树脂放在烧杯中,加入足量的水,使其溶胀至体积不再增加为止,然后倒入色谱柱内,使柱内树脂量不超过柱长的1/2,除去悬浮于水溶液面上的树脂颗粒,再用95%乙醇洗柱,直至流出液加2倍水混合后不呈白色浑浊液为止,最后用水洗涤除尽乙醇,备用。

树脂经解吸附后即需再生。再生用甲醇或乙醇浸泡洗涤即可达到,必要时可用1 mol/L盐酸或氢氧化钠溶液依次洗涤,然后用水洗至中性,浸泡在甲醇或乙醇中备用,使用前用水洗涤除尽醇即可使用。

(三)柱色谱

大孔吸附树脂采用湿法装柱,湿法上样。样品液一般为浓缩液,以澄清为好。混合组分在大孔树脂上吸附后,一般依次用水、含水甲醇、乙醇或丙酮10%、20%(体积分数)洗脱,最后用浓醇或丙酮洗脱,分别收集各部分洗脱液,经TLC或PC检测并合并相同组分。

实验 2　化合物的精制纯化(结晶与重结晶)

结晶的目的在于对提取物进一步分离纯化,便于进行后续的结构鉴定工作。考虑到中药成分中大部分是固体化合物,且具有结晶的通性,可依据其溶解度的不同用结晶法来达到分离精制的目的。一般能结晶的化合物可望得到单纯晶体,纯化合物的结晶有一定的熔点和结晶学特征,这有利于化合物性质的判断,所以结晶是研究分子结构的重要步骤。

由于初析出的结晶多少总会带有一些杂质,因此需要通过反复结晶才能得到纯粹的单一晶体,此步骤称为复结晶或重结晶。有时中药中某一成分含量特别高,只需找到合适的溶剂进行提取,提取液放冷或稍浓缩,便可得到结晶。

一、结晶的条件

需要结晶的溶液,往往呈过饱和状态。通常是在加热的情况下,使化合物溶解,过滤除去不溶解的杂质,然后浓缩、放冷,最后析晶。最合适的温度为 5~10 ℃。如果在室温条件下可以析晶,就不需放入冰箱中。放置对形成结晶来说是一个重要条件,它可使溶剂自然挥发到适当的浓度,析出结晶。特别是在探索过程中,对未知成分的结晶浓度是很难预测的,有时溶液太浓,黏度大就不易结晶;如果浓度适中,逐渐降温,就可能析出纯度较高的结晶。X 射线衍射用的单晶即采用此法。在结晶过程中溶液浓度高,则析出结晶的速度快,颗粒较小,夹杂的杂质可能多些。有时自溶液中析出结晶的速度太快,超过化合物晶核的形成和分子定向排列的速度,往往只能得到无定形粉末。

二、结晶溶剂的选择

选择合适的溶剂是形成结晶的关键因素。最好它能对所需成分的溶解度随温度的不同而有显著的差异,同时不产生化学反应,即热时溶解,冷时则析晶。对杂质来说,在该溶剂中应不溶或难溶。亦可采用对杂质溶解度大而对欲分离物质不溶或难溶的溶剂,则可用洗涤法除去杂质后再用合适溶剂结晶。

要找到合适的溶剂,一方面可查阅有关资料及参阅同类型化合物的结晶条件;另一方面也可进行少量探索,参考"相似相溶原理"。常用的结晶溶剂有甲醇、乙醇、丙酮和乙酸乙酯等。不能选择适当的单一溶剂时可选用两种或两种以上溶剂组成的混合溶剂,要求低沸点溶剂对物质的溶解度大、高沸点溶剂对物质的溶解度小,这样在放置时,沸点低的溶剂较易挥发,而比例逐渐减少以达到过饱和状态,有利于结晶的形成。选择溶剂的沸点不宜太高,要适中,在60 ℃左右,沸点太低溶剂损耗大,难以控制;太高则不便浓缩,同时不易除去。

在结晶或重结晶时要注意化合物是否和溶剂生成复合物或含有结晶溶剂的化合物。但有时也利用此性质使本来不易形成结晶的化合物结晶。

三、制备结晶的方法

结晶形成过程包括晶核的形成与晶体的增长两个步骤。因此,选择适当的溶剂是形成晶核的关键。通常将化合物溶于适当溶剂中,过滤、浓缩至适当体积后,塞紧瓶塞,静置,如果放置一段时间后没有结晶析出,可松动瓶塞,使溶剂自动挥发,可望得到结晶;或可加入少量晶种,加晶种是诱导晶核形成的有效手段。一般地说,结晶过程具有高度的选择性,当加入同种分子后,结晶便会立即增长。如没有晶种,则可用玻璃棒摩擦玻璃容器内壁,产生微小颗粒代替晶核,以诱导方式使之形成结晶。有时可用玻璃棒蘸取过饱和液在空气中挥发除去部分溶剂后再摩擦玻璃容器内壁。若上述方法失败,应考虑所用物质纯度不够,可能是由于杂质的影响所致,则需进一步分离纯化,再尝试结晶,或化合物本身就是不能形成晶体的化合物,如烟碱等。

四、不易结晶或非晶体化合物的处理

化合物不易结晶的原因,一种是本身的性质所决定的,另一种在很大程度上是由于纯度不够,有杂质引起的。若是后者就需要进一步分离纯化,若是因本身的性质,往往需要制备结晶性的衍生物或盐,然后用化学方法处理,恢复到原来的化合物,达到分离纯化的目的。

如生物碱,常通过成盐来达到纯化,常用的有盐酸盐、氢溴酸盐、氢碘酸盐、过氯酸盐和苦味酸盐等。如粉末状莲心碱是通过过氯酸盐结晶而纯化的;治疗肝炎药物的有效成分垂盆草苷,本身是不结晶的,其乙酰化物却具有良好的针状晶体。此外,也可利用某些化合物与某种溶剂形成复合物或加成物而结晶,如穿心莲亚硫酸氢钠加成物在稀丙酮中容易结晶;蝙蝠葛碱能和氯仿或乙醚形成加成物结晶。但有些结晶性化合物在用不同溶剂结晶时亦可形成溶剂加成物,如汉防己乙素能和丙酮形成结晶的加成物;千金藤素能与苯形成加成物结晶。结晶的形状有很多,常见的有针状、柱状、棱柱状、板状、方晶、粒状、簇状及多边形棱柱状晶体等,结晶形状随结晶的条件不同而异。

五、结晶纯度的判断

每种化合物的结晶都有一定的形状、色泽和熔点,可以作为初步鉴定的依据,并结合 TLC 或 PC,经三种以上流动相进行展开均显示为单一斑点,来判断结晶的纯度。而非结晶物质则不具备上述物理性质。纯结晶性化合物都有一定的晶形和均匀的色泽,通常在同一种溶剂下结晶形状是一致的,单纯化合物晶体的熔点熔距应在 0.5 ℃左右,但由于晶体结构的原因可允许在 2 ℃内。但也有例外,特别是有些化合物仅有分解点,而熔点不明显。对立体异构体和结构非常类似的混合物,如土槿皮酸从晶形、熔点、熔距来看,是纯化合物的特征,但薄层检查有三个斑点。

六、注意事项

(1) 如重结晶溶液中含有有色物质,可选用活性炭吸附有色杂质、树脂状物质及均匀分散的物质,但应注意下列几点:

① 必须避免用量过多,因吸附剂可能吸附样品。用量应根据杂质颜色深

浅而定,一般为干燥粗晶重量的 1%～5%。如一次操作不能使溶液完全脱色,则可再用 1%～5% 的活性炭重复操作。

② 不能向正在沸腾的溶液中加入活性炭,以免溶液暴沸而溅出。

③ 活性炭在水溶液中脱色效果较好,而在非极性溶液中脱色效果较差。

(2) 如趁热滤过时溶液稍经冷却就很快析出结晶,或滤过的液体量较多,则使用热滤装置,即把玻璃漏斗套在一个金属制的热水漏斗套里。这种滤过方法的好处是,在热水漏斗的保温下可以防止在滤过过程中因温度降低而在滤纸上析出结晶。但在滤过易燃的有机溶剂时一定要注意熄灭周围的明火。

(马世堂)

下篇

实验篇

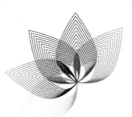

第3章 中药化学各类成分提取、分离与鉴定

实验3 中药有效成分——挥发油的提取

一、概述

挥发油又称精油，是一类具有芳香气味的油状液体的总称。在常温下能挥发，与水不相混溶，可随水蒸气蒸馏。挥发油广泛存在于植物界，如菊科（苍术、白术、佩兰）、芸香科（橙皮、降香、柠檬）、伞形科（川芎、小茴香、当归、柴胡）、唇形科（薄荷、藿香、香薷、紫苏、荆芥）、樟科（樟木、肉桂）、木兰科（厚朴、八角茴香、辛夷）、姜科（姜、姜黄、莪术、山奈）等，大约有56科，136属，300种。

挥发油有多种生物活性，在临床上具有止咳、平喘、祛痰、发汗、解表、祛风、镇痛、杀虫以及抗菌消炎等功效。如薄荷油有清凉、祛风、消炎、局麻作用；生姜油对中枢神经系统有镇静催眠、解热、镇痛、抗惊厥、抗氧化作用；大蒜油可治疗肺结核、气管炎、肺炎和霉菌感染；香柠檬油对淋球菌、葡萄球菌、大肠杆菌和白喉杆菌有抑制作用。挥发油不仅在医药方面具有重要的作用，也是香料工业、食品工业及化学工业的重要原料。

二、挥发油的提取

提取挥发油的方法主要有水蒸气蒸馏法、溶剂提取法、冷浸法、挤压法等。本部分主要介绍水蒸气蒸馏法。

（一）原理

水蒸气蒸馏操作是将水蒸气通入不溶或难溶于水、但有一定挥发性的有机物质的混合物中，使该有机物在低于 100 ℃时随着水蒸气一起蒸馏出来，从而达到分离和提纯有机化合物的目的。薄荷油、陈皮挥发油与水互不相溶，当受热后，两者蒸汽压的总和与大气压相等时，混合液即开始沸腾，继续加热则挥发油可随水蒸气蒸馏出来，冷却静置，即可分离。

（二）装置

挥发油提取装置如图 3.1 所示。

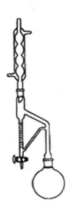

图 3.1　挥发油提取装置

实验 3.1　薄荷挥发油的提取、分离及鉴别

薄荷为唇形科植物薄荷（*Mentha haplocalyx* Briq.）的干燥地上部分。性凉、味辛，具有疏散风热，清利头目，利咽，透疹，疏肝行气之功效。用于风热感冒，风温初起，头痛，目赤，喉痹，口疮，风疹，麻疹，胸胁胀闷等症的治疗。我国各地多有栽培，其中江苏、安徽为传统道地产区，但栽培面积日益减少。

薄荷的主要成分为挥发油，新鲜叶含挥发油 0.8%～1%，干茎叶含 1.3%～

2%。油中主成分为薄荷醇（又称薄荷脑），含量为 77%～78%，其次为薄荷酮，含量为 8%～12%，还含乙酸薄荷酯（menthyl acetate），占 1%～6%（图 3.2）。此外还含有柠檬烯（limonene）、异薄荷酮（isomenthone）、桉油精（cineole）、α- 及 β-蒎烯（pinene）等。其主要成分的结构和理化性质如下：

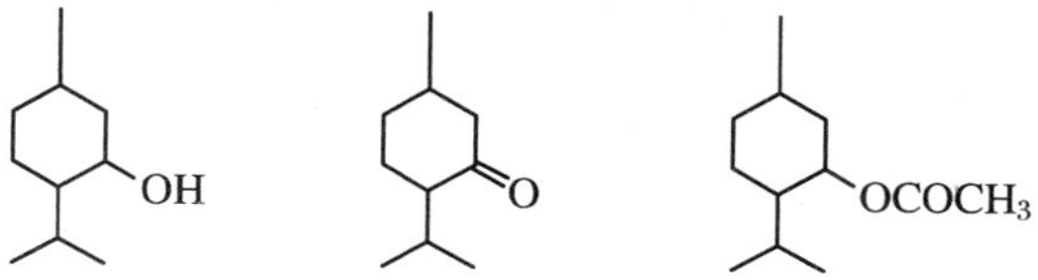

薄荷醇　　　　薄荷酮　　　　乙酸薄荷酯

图 3.2　挥发油提取装置

1. 薄荷醇

为白色粒状或针状结晶，相对密度（d_4^{20}）为 0.890 g/cm^3，熔点（m. p.）为 41～43 ℃，沸点（b. p.）为 216 ℃，折光率（η_D^{20}）为 1.4580。微溶于水。溶于乙醇、三氯甲烷、乙醚、石油醚、冰醋酸和液状石蜡。具有类似薄荷清凉感的香气。

2. 薄荷酮

无色液体，b. p. 为 205 ℃，d_4^{20} 为 0.890～0.894 g/cm^3，η_D^{20} 为 1.450。不溶于水，溶于大多数有机溶剂。以 1:3 溶于 70%乙醇。具有特有的类似药材的香气。

3. 乙酸薄荷酯

无色透明液体，b. p. 为 227 ℃，109 ℃（1.33×10^3 Pa），d_4^{20} 为 0.919 g/cm^3，η_D^{20} 为 1.4468。微溶于水，与醇、醚混溶。具有带玫瑰香的薄荷油味。

一、目的与要求

（1）掌握用水蒸气蒸馏法提取挥发油的原理及操作。

（2）掌握从薄荷中提取薄荷醇的原理和方法。

（3）掌握挥发油中化学成分的鉴别方法。

二、基本原理

根据挥发油能随水蒸气蒸馏出来而不分解的性质,可用水蒸气蒸馏法提取挥发油。薄荷挥发油比水轻,可用测定相对密度在 1.0 以下的挥发油测定仪。薄荷醇含量的高低是评价薄荷油质量优劣的主要依据。薄荷醇是薄荷油经冷冻析出结晶,再离心分离得到的。

三、提取分离

1. 薄荷油的提取

称取薄荷 200 g,置于 1000 mL 圆底烧瓶中,加蒸馏水 500 mL 和玻璃珠数粒,振摇混合,连接挥发油测定器与回流冷凝管,自冷凝管上端添加蒸馏水使其充满挥发油测定器的刻度部分,并溢流入烧瓶为止,用电热套缓缓加热至烧瓶内容物沸腾,并保持微沸 6 h,至测定器中油量不再增加,停止加热。放置片刻,开启测定器下端的活塞,将水缓缓放出,至油上端到达 0 刻度线上面 5 mm 处为止,放置 1 h 以上,再开启活塞使油层下降至其上端恰与 0 刻度线平齐,读取挥发油量并换算成样品中的含量,油层经无水硫酸钠脱水,得到无色挥发油。提取流程图见图 3.3。

2. 薄荷醇的分离

将薄荷油置于 -10 ℃冷冻 12 h,滤过油层和粗脑(粗薄荷脑)。油层部分常压蒸馏去水,置于 -20 ℃冷冻 24 h,得粗脑。两部分粗脑合并,加热熔融,得到含脑 80%～90% 的油,0 ℃冷冻结晶,得含油结晶,乙醇重结晶,得精制薄荷醇。分离流程图如图 3.3 所示。

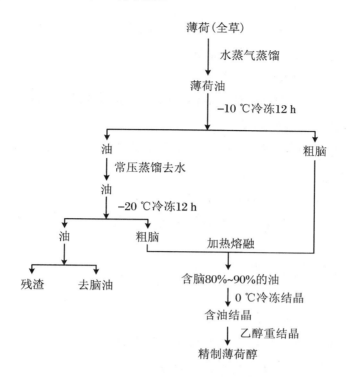

图 3.3　薄荷油的提取和薄荷醇的分离流程图

四、鉴定

1. 一般鉴别反应

（1）取薄荷醇 1 g,加硫酸 20 mL 使其溶解,即显橙红色,24 h 后析出无薄荷脑香气的无色油层。

（2）取薄荷醇 50 mg,加冰醋酸 1 mL 使其溶解,加硫酸 6 滴与硝酸 1 滴的冷混合液,仅显淡黄色。

2. 薄层色谱鉴别

样品:① 自制的薄荷醇石油醚溶液;② 薄荷醇对照品石油醚溶液;③ 薄荷药材供试液:取本品粉末 0.5 g,加石油醚(沸程 60～90 ℃)5 mL 密塞,振摇数分钟,放置 30 min,滤过,滤液作为供试品溶液。

吸附剂:硅胶 G 色谱板,湿法铺板,105 ℃活化 30 min。

展开剂:① 苯-醋酸乙酯(19∶1);② 石油醚(沸程 60～90 ℃)-苯-醋酸乙酯(9∶2∶1);③ 正己烷-醋酸乙酯(17∶3)。

显色剂:香草醛硫酸试液-乙醇(1∶4)的混合溶液。

展开后在 100 ℃加热至斑点显色清晰。供试品色谱中,在与对照品色谱相应的位置上,显相同颜色的斑点。

以上各项均须观察颜色变化并记录实验结果。

3. 纯度检查

(1) 熔点:41～43 ℃范围之内。

(2) 薄层鉴别:3 种展开剂同时显示为 1 个斑点。

五、思考与作业

(1) 薄荷醇提取分离的原理是什么?

(2) 薄荷醇在薄层色谱过程中的注意事项有哪些?

(3) 如何判断分离得到的薄荷醇的纯度?

实验 3.2 陈皮中挥发油的提取、分离及鉴定

陈皮为芸香科植物橘(*Citrus reticulata* Blanco)及其栽培变种的干燥成熟果皮,性温,味苦、辛。归肺、脾经。具有理气健脾,燥湿化痰的功效。用于胸脘胀满、食少吐泻和咳嗽痰多。

陈皮含挥发油(1.5%～2%),油中主要成分为 d-柠檬烯(d-limonene),占挥发油的 80%以上,此外,尚含有 β-榄香烯(β-elemene)和 α-金合欢烯(α-famesene)等 70 余种成分(图 3.4)。其主要成分的结构与理化性质如下:

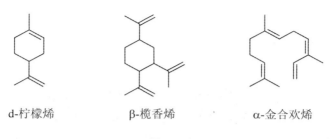

d-柠檬烯　　　　β-榄香烯　　　　α-金合欢烯

图 3.4

1. d-柠檬烯

微黄色油状液体,沸点(b.p.)175.5～176.5 ℃,相对密度(d_4^{20})为 0.8402 g/cm³,折光率(η_D^{20})为 1.473,旋光度$[\alpha]_D^{20}+125.6°$。不溶于水,能溶于乙醚、丙酮。

2. β-榄香烯

液体,b.p. 为 114～116 ℃($1.2×10^3$ Pa),d_4^{20} 为 0.862 g/cm³,η_D^{20} 为 1.4930,旋光度$[\alpha]_D^{20}-15°$。可溶于乙醚,不溶于水。

3. α-金合欢烯

油状液体,b.p. 为 124 ℃($1.6×10^3$ Pa),d_4^{20} 为 0.844 g/cm³,η_D^{20} 为 1.490。可溶于乙醚、石油醚和丙酮,不溶于水。

一、目的与要求

(1)掌握用水蒸气蒸馏法提取挥发油的原理及操作。

(2)掌握比水轻的挥发油提取器的构造和使用方法。

(3)掌握挥发油中化学成分的鉴别方法。

二、基本原理

根据挥发油能随水蒸气蒸馏出来而不被分解的性质,可用水蒸气蒸馏法提取挥发油。中药陈皮含挥发油且比水轻,采用水蒸气蒸馏法提取,通过挥发油测定仪,定量分析挥发油的含量。

三、提取分离

称取陈皮 100 g,置于 1000 mL 圆底烧瓶中,加蒸馏水 500 mL 和玻璃珠数粒,振摇混合,连接挥发油测定器与回流冷凝管,自冷凝管上端添加蒸馏水使其充满挥发油测定器的刻度部分,并溢流入烧瓶为止(挥发油提取装置见图3.1),用电热套缓缓加热至烧瓶内容物沸腾,并保持微沸 4~5 h,至测定器中油量不再增加,停止加热,放置片刻,开启测定器下端的活塞,将水缓缓放出,至油上端到达 0 刻度线上面 5 mm 处为止,放置 1 h 以上,再开启活塞使油层下降至其上端恰与 0 刻度线平齐,读取挥发油量并换算成样品中的含量。

取蒸馏液,置于分液漏斗中,加食盐饱和,用乙醚萃取 3 次(第 1 次用量为蒸馏液体积的 1/2,第 2 和第 3 次均为 1/3),合并乙醚萃取液,回收乙醚,得到黄色挥发油。提取流程如图 3.5 所示。

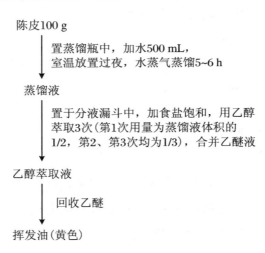

图 3.5　陈皮挥发油提取流程图

四、鉴定

（一）挥发油的一般鉴别

（1）芳香性：嗅挥发油的气味。

（2）挥发性：将挥发油滴于滤纸片上，放置 2～4 h 或微热后观察滤纸上有无清晰的油迹。与菜油对照。

（3）不饱和性：将挥发油滴入 0.5 mL 溴的四氯化碳溶液中，溴褪色。

（二）薄层色谱鉴定

样品：① 陈皮挥发油乙醇液；② 柠檬烯乙醇液。

吸附剂：硅胶 G 色谱板，湿法铺板，105 ℃活化 30 min。

展开剂：石油醚-醋酸乙酯（9∶1）。

显色剂：① 2%高锰酸钾水溶液；② 1%香草醛-浓硫酸试剂；③ 0.2% 2,4-二硝基苯肼试剂；④ 0.05%溴甲酚绿乙醇溶液；⑤ 重氮化试剂。

以上各项均须观察颜色变化并记录试验结果。

五、思考与作业

（1）向水蒸气蒸馏的流出液中加入食盐的目的是什么？

（2）挥发油的通性有哪些？

（3）如何测定陈皮中挥发油的含量？

（顾晶晶）

实验 4　中药有效成分——香豆素的提取、分离和鉴定

实验 4.1　秦皮中七叶苷、七叶内酯的提取、分离和鉴别

秦皮为樨科白蜡树属植物白蜡树（*Fraxinus chinensis* Roxb.）、苦枥白蜡树（*Fraxinus rhynchophylla* Hance.）或尖叶白蜡树（*Fraxinus szaboana* Lingelsh.）的树皮。味苦,性微寒。具有清热、燥湿、收涩作用,用于温热痢疾、目赤肿瘤等病症的治疗。

秦皮中含有多种内酯类成分及皂苷、鞣质等,其中主要有七叶苷、七叶内酯、秦皮苷及秦皮素等(图 3.6),多有抗菌消炎的生理活性。其结构和理化性质如下：

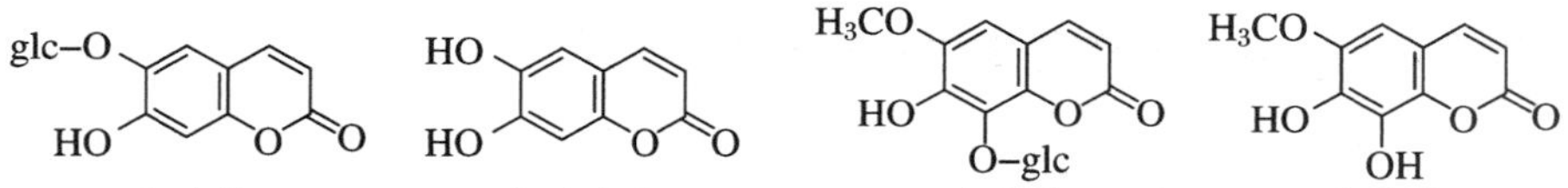

七叶苷　　　　七叶内酯　　　　秦皮苷　　　　秦皮素

图 3.6

1. 七叶苷

白色粉末状结晶,m.p.为 205～206 ℃,易溶于热水(1∶15),可溶于乙醇(1∶24),微溶于冷水(1∶610),溶于热乙醇、甲醇、吡啶,难溶于乙酸乙酯,不溶于乙醚、氯仿,在稀酸中可水解;水溶液中有蓝色荧光。七叶苷经水解加氢所得的柚苷二氢查耳酮为甜味剂,甜度约为蔗糖的 150 倍。具有抗炎、抗菌、抗血凝、镇痛等功效,对小鼠有显著的利尿作用。可抑制大鼠眼晶状体的醛糖还原酶,是枯草杆菌的生长抑制剂,同时对化学性致癌亦有抑制作用。

2. 七叶内酯

黄色针状结晶,m.p.为 268～270 ℃,易溶于沸乙醇及氢氧化钠溶液,可溶

于乙酸乙酯,稍溶于沸水,几乎不溶于乙醚、氯仿,溶于稀碱,显蓝色荧光。动物实验显示具有显著的抗炎作用和一定的抑菌活性。七叶内酯毒性很低,小鼠灌服的半数致死剂量(LD_{50})为 2.39 g/kg,静注的最低致死剂量(MLD)为 250 mg/kg。七叶内酯中毒时,出现镇静、惊厥、昏迷,最后呼吸麻痹死亡。

一、目的与要求

(1) 掌握利用回流和连续回流法、减压浓缩法对秦皮中七叶苷和七叶内酯进行提取和精制方法。

(2) 掌握用显色反应、色谱法进行香豆素类成分的检识。

二、基本原理

本实验是根据秦皮中的七叶内酯、七叶苷均能溶于沸乙醇,用沸乙醇将两者提取出来,然后利用两者在乙酸乙酯中的溶解度不同进行分离。

三、提取分离

七叶内酯、七叶苷的提取分离步骤如下:

将秦皮粗粉 150 g 置于索氏提取器中,用 95% 乙醇回流提取 4 次(2×100 mL 5 h;2×100 mL 1 h),减压浓缩,回收乙醇,得浓缩物。浓缩物用适量水温热溶解加等体积氯仿萃取 2 次,除去非极性杂质。水液挥发除去残留的氯仿,加等体积的乙酸乙酯萃取 2 次合并萃取液。水液浓缩析晶滤过,甲醇、水反复重结晶得七叶苷,乙酸乙酯液加无水硫酸钠脱水,减压蒸干,残留物用甲醇溶解,适当浓缩后放置过夜析晶滤过,水、甲醇反复重结晶得七叶内酯。其分离流程图如图 3.7 所示。

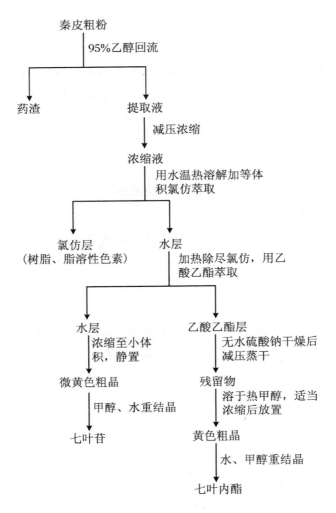

图 3.7　秦皮中七叶内酯、秦皮苷的提取分离流程

四、鉴定

(一)一般鉴别

(1)荧光:取样品少量,加入 95% 乙醇 0.5 mL,用毛细管滴于滤纸上,在紫外灯(254 nm)下观察。

（2）三氯化铁反应：取样品少量，加入 95% 乙醇 0.5 mL，再加入 1% 三氯化铁试剂 2～3 滴，观察颜色变化。

（3）内酯的颜色反应：取样品少量，加入 95% 乙醇 0.5 mL，再加入 10% 盐酸羟胺甲醇溶液数滴，10% 氢氧化钠 5～6 滴，水浴加热 2 min，放冷后加 5% 盐酸数滴（pH 3～4），5% 三氯化铁 2～3 滴，观察颜色变化。

（二）TLC 鉴别

供试品：① 秦皮提取物 1% 甲醇溶液；② 2% 秦皮甲素标准品甲醇液，2% 秦皮乙素标准品甲醇液。

吸附剂：硅胶 GF_{254} 薄层板。

展开剂：三氯甲烷-甲醇-甲酸（6∶1∶0.5）。

显色：三氯化铁-铁氰化钾试液（1∶1）。

在供试品色谱与对照品色谱相应的位置上，显相同颜色的斑点。以上各项均需观察颜色变化并记录试验结果。

（三）纯度检查

（1）熔点：七叶苷，205～206 ℃ 范围之内；七叶内酯，268～270 ℃ 范围之内。

（2）薄层鉴别：3 种展开剂同时显示为 1 个斑点。

五、实验说明及注意事项

（1）提取秦皮中七叶内酯、七叶苷时，减压回收乙醇至浓缩液即可，不宜过干，以免影响提取效果。

（2）两相溶剂萃取法操作时应注意不要用力振摇，将分液漏斗轻轻旋转摇动，以免产生乳化现象。一旦发生乳化，应及时消除。振摇动作宜缓和，可适当延长振摇时间，但不要因为怕发生乳化而不敢振摇，或为防止乳化的发生而减少振摇的程度和时间，从而造成萃取分离不完全而损失有效成分，在进行两相溶液萃取时，力求萃取完全。

六、思考题

（1）七叶内酯和七叶苷在结构和性质上有何异同点？实验过程中，如何利用它们的共性和个性？怎样提取和分离？

（2）通过提取分离秦皮中的七叶内酯和七叶苷，试述两相溶剂萃取法的原理是什么？操作时要注意哪些问题？萃取操作中若已发生乳化应如何处理？

（3）如何利用薄层色谱法判断提取分离的结果？

实验 4.2 蛇床子中蛇床子素的提取、分离和鉴别

蛇床子为伞形科植物蛇床（*Cnidium monnieri*（L.）Cuss.）的干燥成熟果实。性温，味苦。具有燥湿，祛风，杀虫，温肾壮阳的功效。用于阳痿、宫冷、寒湿带下、湿痹腰痛；外治外阴湿疹、妇人阴痒。

蛇床子含有香豆素类化合物，另外蛇床子还含有大量的油酸、亚油酸和挥发油。其中香豆素类化合物主要有蛇床子素、欧前胡素和异虎耳草素等（图3.8），其主要成分的结构和理化性质如下：

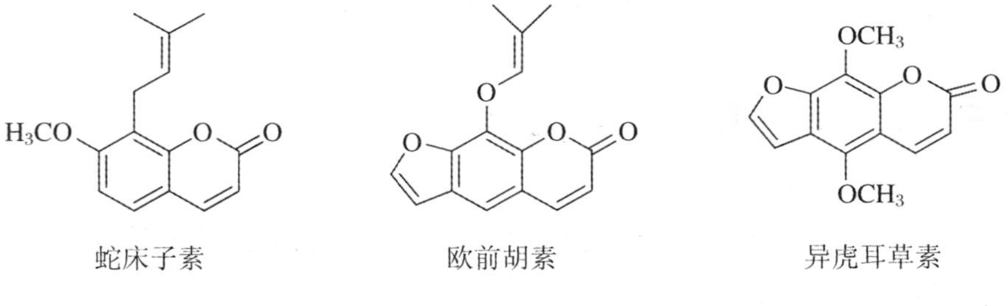

蛇床子素　　　　　　　欧前胡素　　　　　　　异虎耳草素

图 3.8

1. 蛇床子素

棱柱状结晶（乙醚），m. p. 为 83～84 ℃，溶于碱溶液、甲醇、乙醇、氯仿、丙酮、乙酸乙酯和沸石油醚等，不溶于水和石油醚。蛇床子素具有解痉、降血压、抗心律失常、抗炎、抗肿瘤、抗骨质疏松症、增强免疫功能及广谱抗菌作用。作

为一种新型的生物农药对害虫、植物病原菌亦有显著作用。

2. 欧前胡素

白色片状结晶（无水乙醇），m. p. 为 109～110 ℃，溶于丙酮、乙酸乙酯、氯仿、乙醇，不溶于水。欧前胡素具有抗菌、平喘及抗过敏等作用；对猫有降血压作用；能降低离体蛙心的收缩力；对兔回肠具有明显的解痉作用，可增加兔子宫的收缩力和蚯蚓肌的紧张性。对 Hela 细胞具有细胞毒作用。为治疗银屑病的白芷的有效成分。

一、目的与要求

（1）能够运用浸渍法、减压浓缩法对蛇床子中蛇床子素和欧前胡素进行提取和精制。

（2）掌握用显色反应、色谱法进行香豆素类成分的检识。

二、基本原理

本实验是根据蛇床子中的蛇床子素、欧前胡素均能溶于乙醇，可用乙醇浸渍法将两者提取出来，然后利用两者溶解度不同进行分离。

三、提取分离

蛇床子中蛇床子素、欧前胡素的提取分离流程如下：

取蛇床子粗粉 250 g 置于搪瓷盆或 1000 mL 烧杯中，分别用 600 mL 95% 乙醇浸渍提取 2 次，合并提取液，减压浓缩，回收乙醇，趁热分离油层和水层。水层静置后出现凝固，然后用少量温热乙醇溶解，放置析晶。得结晶后用无水乙醇反复重结晶，得欧前胡素。油层用石油醚反复萃取，放置析晶，得结晶后用无水乙醇反复重结晶，得蛇床子素。其分离流程图如图 3.9 所示。

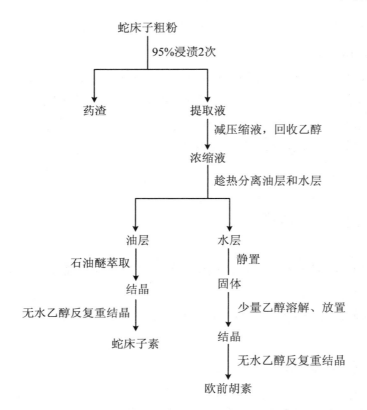

图 3.9　蛇床子中蛇床子素、欧前胡素的提取分离流程

四、鉴定

（一）一般鉴别

（1）荧光：取蛇床子 2 g，加 95% 乙醇 20 mL，置于水浴中回流提取 30 min，滤过。取滤液数滴，点于白瓷板上，置于紫外灯（254 nm）下观察。

（2）重氮对硝基苯胺反应：取蛇床子 2 g，加乙醇 20 mL，置于水浴中回流提取 30 min，滤过。取滤液 2 mL，加等量的 3% 碳酸钠溶液，置于水浴中加热 5 min，放冷，再加新制的重氮对硝基苯胺试液 1～2 滴，观察颜色变化。

（二）色谱鉴别

样品：① 蛇床子提取物 1% 乙醇溶液；② 1% 蛇床子素标准品乙醇液，1% 欧前胡素标准品乙醇液。

吸附剂：硅胶 G 薄层板。

展开剂：甲苯-乙酸乙酯-正己烷（3 : 3 : 2）。

显色：紫外灯（365 nm）下检视。

供试品色谱中，在与对照品色谱相应的位置上，显相同颜色的荧光斑点。

（三）纯度检查

（1）熔点：蛇床子素 83～84 ℃ 范围之内；欧前胡素 98～100 ℃ 范围之内。

（2）薄层鉴别：3 种展开剂同时显示为 1 个斑点。

（四）实验说明及注意事项

（1）提取蛇床子中化学成分时，减压浓缩，回收乙醇到浓缩液时不宜过干，否则影响提取效果。

（2）用石油醚萃取蛇床子素，两相溶剂萃取法操作时，应将分液漏斗轻轻旋转摇动，不要用力振摇，以免产生乳化现象。振摇动作宜缓和，可适当延长振摇时间，但不要因为怕发生乳化而不敢振摇，或为防止乳化的发生而减少振摇的程度和时间，从而造成萃取分离不完全而损失有效成分。

五、思考题

（1）蛇床子素和欧前胡素在结构和性质上有何异同点？实验过程中，如何利用它们的共性和个性？怎样提取和分离？

（2）通过提取分离蛇床子中的蛇床子素和欧前胡素，试述减压浓缩法的原理是什么？操作时要注意哪些问题？

（3）如何利用薄层色谱法判断提取分离的结果？

（刘超祥）

实验 5　中药有效成分——黄酮类的提取

实验 5.1　槐米中芦丁的提取、分离与鉴别

　　槐米(或称槐花米)为豆科植物槐(*Sophora japonica* L.)的花蕾,所含主要成分为芦丁,含量为 16%～25%,槐花开放后降至 13.0%,其次含有槲皮素、三萜皂苷、槐花米甲素、乙素、丙素等。芦丁具有维生素 P 样作用,可降低毛细血管前壁的脆性和调节渗透性,临床上用于毛细血管脆性引起的出血症,并常作高血压症的辅助治疗药。

　　芦丁(rutin)亦称芸香苷,广泛存在于植物界中。现已发现含芦丁的植物约有 70 余种,如烟叶、槐米、荞麦叶、蒲公英中均含有大量的芦丁。尤以槐米和荞麦叶中含量最高,可作为提取芦丁的原料,使用最多的是槐米。主要成分的结构(图 3.10)与性质如下:

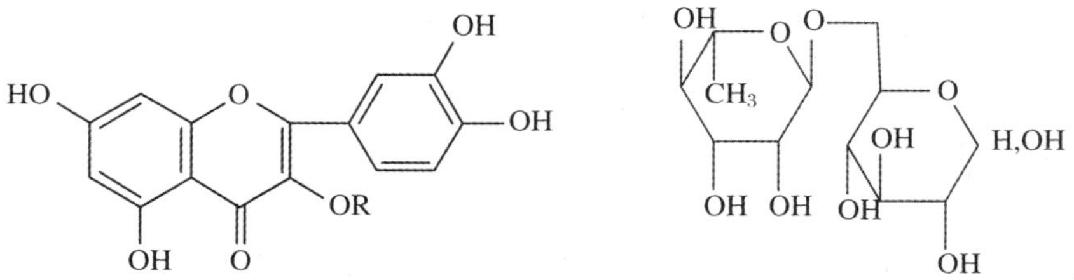

槲皮素:R=H
芦　丁:R=芸香糖基

芸香糖

图 3.10

1. 芦丁(芸香苷)

化学式为 $C_{27}H_{30}O_{16} \cdot 3H_2O$,淡黄色针状结晶,m. p. 为 174～178 ℃,无水物为 188～190 ℃。溶解度:冷水中 1∶8000～10000,热水中 1∶200,冷乙醇中

1∶300,热乙醇中 1∶30,冷吡啶中 1∶12,微溶于丙酮、乙酸乙酯,不溶于苯、氯仿、石油醚等溶剂。易溶于碱液,酸化后又析出,可溶于浓硫酸和浓盐酸,加水稀释后又析出。

2. 槲皮素(quercetin)

化学式为 $C_{15}H_{10}O_7 \cdot 2H_2O$,黄色结晶,m. p. 为 313～314 ℃,无水物为 316 ℃。溶解度:冷乙醇中 1∶290,沸乙醇中 1∶23,可溶于甲醇、乙酸乙酯、吡啶、丙酮等溶剂,不溶于水、乙醚、苯、氯仿、石油醚。

一、目的与要求

(1)掌握黄酮类化合物的提取原理和方法。
(2)掌握黄酮类成分的主要理化性质及鉴别方法。

二、实验原理

(1)芦丁分子中有酚羟基,显弱酸性,易溶于稀碱液中,加酸酸化后又重新析出。可利用此性质进行提取。还可利用芦丁在冷热水中、在冷热乙醇中溶解度相差悬殊的性质进行提取精制。

(2)芦丁用稀酸水解可得到苷元和单糖,可通过化学反应及色谱方法进行检识。

(3)槲皮素分子中含酚羟基,可用制备乙酰化、甲基化衍生物进行鉴定。黄酮类化合物对紫外光有特定吸收,可用 UV 波谱法进行鉴定。

三、提取分离

(一)芦丁的提取

1. 水提取法

称取槐米 40 g,去花梗等杂质,置于 500 mL 烧杯中,加入 300 mL 沸水,并

继续煮沸 1 h,随时补充失去的水分,用棉花过滤。残渣再加 300 mL 水煮
0.5 h,过滤,合并滤液,放置过夜,析出大量沉淀,抽滤,沉淀物用水洗数次,抽
干,即为芦丁粗品。

2. 碱溶酸沉法

称取槐米 40 g,去花梗等杂质,加 0.4% 硼砂水溶液 300 mL,搅拌下加入石
灰乳调 pH 至 8~9,加热煮沸 1 h,随时补充失去的水分并保持 pH 为 8~9,用
棉花过滤。残渣同样操作提取 0.5 h,过滤,合并滤液,放冷,用盐酸调 pH 至
3~4,放置过夜,析出大量沉淀。抽滤,沉淀物用水洗数次,抽干,即为芦丁
粗品。

(二)芦丁的精制

(1)将芦丁粗品置于烧杯中,按 1:200 加蒸馏水,加热煮沸数分钟,使其
充分溶解,趁热抽滤,滤液放置过夜。

(2)减压过滤,用少量蒸馏水洗涤沉淀物 2~3 次,抽干,即得芦丁精品。
如图 3.11 所示。

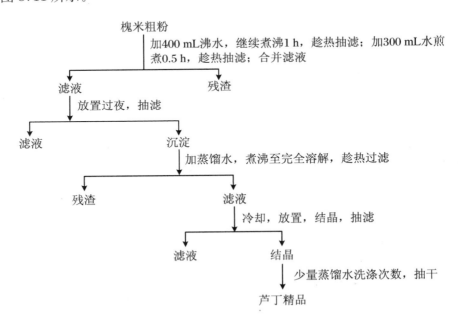

图 3.11　槐米中芦丁的提取分离流程

（三）芦丁的水解

取精制芦丁 1 g，研细后置于 250 mL 圆底烧瓶中，加入 2% 硫酸 100 mL，加热回流 30 min（注意观察反应现象），冷却，抽滤。滤液保存于三角瓶中，作糖的检查用。沉淀物用少量水洗数次，抽干，即为槲皮素粗品。用乙醇重结晶得精制槲皮素。

糖溶液的处理：取芦丁水解后的滤液 20 mL，加碳酸钡或饱和氢氧化钡溶液中和至中性，滤去硫酸钡沉淀，滤液浓缩至干，残渣加 2～3 mL 乙醇液，作为糖的供试液。

（四）槲皮素乙酰化物的制备

称取精制槲皮素 0.2 g，置于 25 mL 三角烧瓶中，加醋酐 10 mL 及一小滴浓硫酸，搅拌至槲皮素完全溶解，放置过夜。倒入 60 mL 冷蒸馏水，搅拌至油状物消失、析出白色沉淀为止，抽滤，沉淀物用 20 mL 左右 95% 乙醇重结晶后，干燥称重。测熔点（精品熔点为 192～194 ℃）。

四、鉴定

（一）显色反应

取芦丁及槲皮素精品约 10 mg，各用 5 mL 乙醇溶解，制成样品溶液，按下列方法进行实验：

1. Molish 反应

取样品溶液 1 mL，加 10%α-萘酚溶液 1 mL，摇匀，沿试管壁滴加 0.5 mL 浓硫酸，静置，观察液面交界处颜色变化。

2. 盐酸-镁粉反应

取样品溶液各 1 mL，分别置于两试管中，加入镁粉少许，浓盐酸 2～3 滴，观察并记录颜色变化。

3. 滤纸点滴反应

取两张滤纸条,分别滴两滴芦丁、槲皮素乙醇溶液,待干后,分别滴加下列试剂各1滴,观察其颜色变化及在紫外光下荧光的变化:

(1) 1%醋酸镁乙醇液。

(2) 2%三氯化铝乙醇液。

(3) 2%三氯化铁乙醇液。

(4) 1%氢氧化钠溶液。

(二) 色谱鉴定

1. 芦丁及槲皮素的纸色谱

色谱材料:新华色谱滤纸。

样品:自制芦丁、槲皮素乙醇溶液,对照品乙醇液。

展开剂:15%醋酸,上行展开。

显色剂:2%三氯化铝乙醇液,喷后置于日光及紫外灯下观察色斑变化。

记录图谱及斑点颜色,计算 R_f 值。

2. 芦丁及槲皮素的聚酰胺色谱

色谱材料:聚酰胺薄膜。

样品:自制芦丁、槲皮素乙醇溶液,对照品乙醇液。

展开剂:水饱和的正丁醇-醋酸(10:0.2)或80%乙醇,上行展开。

显色剂:2%三氯化铝乙醇液,喷后置于日光及紫外灯下观察色斑变化。

记录图谱及斑点颜色,计算 R_f 值。

3. 糖的纸色谱

色谱材料:新华色谱滤纸。

样品:取芦丁提取中糖的供试液及葡萄糖和鼠李糖对照品溶液。

展开剂:正丁醇-醋酸-水(4:1:5上层),径向展开。

显色剂:苯胺-邻苯二甲酸试液,喷后105 ℃烘至出现色斑。

记录图谱及斑点颜色,计算 R_f 值。

（三）芦丁及槲皮素的紫外鉴定

1. 试液配制

（1）无水甲醇：用分析纯甲醇重蒸馏即得。

（2）甲醇钠溶液：取 0.25 g 金属钠切碎，小心加入 10 mL 无水甲醇（置于玻璃瓶中，用橡皮塞密封）。

（3）三氯化铝溶液：取 1 g 三氯化铝，小心加入 20 mL 无水甲醇，放置 24 小时，全溶即得。

（4）醋酸钠：试剂级无水粉末醋酸钠。

（5）硼酸饱和溶液：试剂级无水硼酸加入适量无水甲醇制成饱和溶液。

2. 测定方法

精密称取芦丁 10 mg，用无水甲醇溶解并稀释至 100 mL，从中吸取 5 mL，置于 50 mL 容量瓶中，用无水甲醇稀释至刻度，即成样品溶液。

（1）样品甲醇光谱：取样品置于石英杯中，在 200～400 nm 内扫描，重复操作一次观察紫外光谱。

（2）甲醇钠光谱：取样品置于石英杯中，加甲醇钠溶液 3 滴，立即测定。放置 5 min 后再测定一次。

（3）三氯化铝光谱：在盛有样品液的石英杯中滴入 6 滴三氯化铝溶液，放置 1 min 后测定。然后加入 3 滴盐酸溶液（盐酸∶水为 1∶1），再进行测定。

（4）醋酸钠光谱：取样品液 3 mL，加入过量的无水醋酸钠固体，摇匀，加入醋酸钠 2 min 后进行测定，5～10 min 后再测定一次。

（5）醋酸钠/硼酸光谱：

方法 1：在盛有醋酸钠样品液的石英杯中，加入足够量的无水硼砂粉末使之成饱和溶液，进行测定（本法适用于在加入醋酸钠 5 min 后无分解现象的样品）。

方法 2：于样品液中（约 3 mL）加入 5 滴硼酸溶液，迅速加入无水醋酸钠粉末饱和，摇匀，放置片刻，待无气泡后，立即测定。

五、实验操作要点

（1）硼砂的作用。芦丁分子因含有邻二酚羟基，性质不太稳定，暴露于空气中，在光的作用下，能缓缓分解，变为暗褐色，在碱性条件下更容易被氧化分解，硼酸盐能与邻二酚羟基结合，达到保护的目的。因此，加入硼砂既能调节碱性水溶液的 pH，又能保护芦丁减少氧化。

（2）加入石灰乳使 pH 至 8~9，既可达到溶解芦丁的目的，又可以去除槐米中含有的大量多糖、黏液质，但 pH 不能过高，否则钙能与芦丁形成螯合物而析出沉淀。

（3）用浓盐酸调 pH 至 4~5，pH 过低，会使芦丁生成盐而降低提取率。

六、思考题

（1）用碱溶酸沉法提取芦丁的原理是什么？为什么要控制碱的浓度？

（2）用碱溶酸沉法提取芦丁，为什么要加入硼砂水溶液？

实验 5.2 黄芩中黄芩苷的提取、分离和鉴别

黄芩为唇形科植物黄芩（*Scutellaria baicalensis* Georgi）的干燥根。有清热燥湿，凉血安胎，解毒等功效。主治温热病、上呼吸道感染、肺热咳嗽、湿热黄胆、肺炎、痢疾、咯血、目赤、胎动不安、高血压、痈肿疔疮等症。

黄芩含多种黄酮类化合物，主要有黄芩苷（baicalin）、黄芩素（baicalein）、汉黄芩苷（wogonoside）、汉黄芩素（wogonin）、汉黄芩苷-5β-D-葡萄糖苷（wogonoside-5β-D-glucoside）、木蝴蝶素 A（oroxylin A）、黄芩黄酮Ⅰ（scutellariae flavoneⅠ）、黄芩黄酮Ⅱ（scutellariae flavoneⅡ）、白杨素（chrysin）等 20 种成分（图 3.12），其中黄芩苷是解热、镇静和利尿作用的主要有效成分。

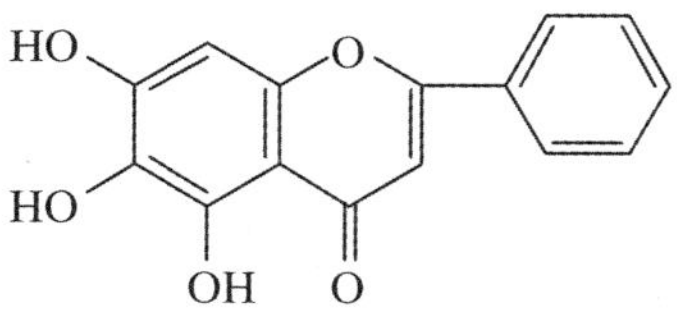

黄芩素

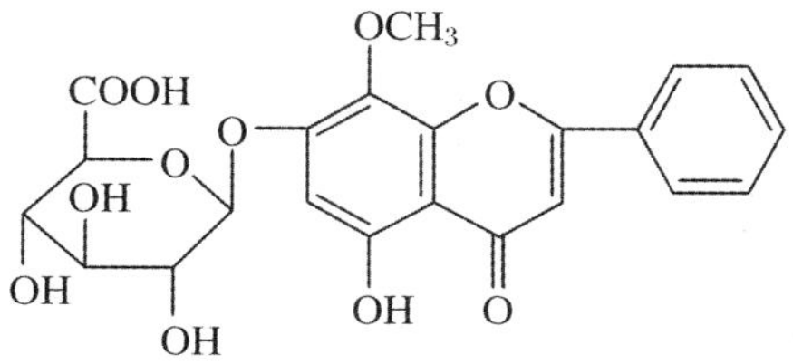

汉黄芩苷

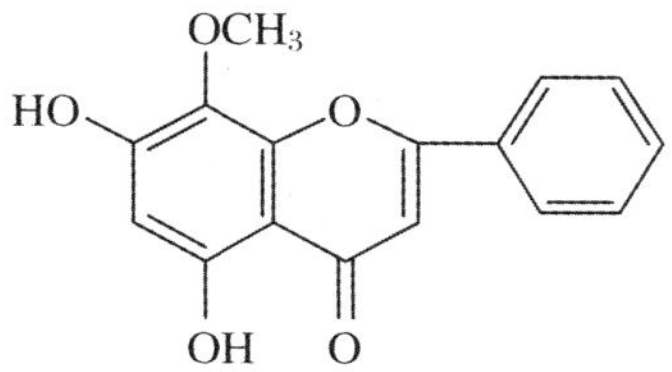

汉黄芩素

图 3.12

黄芩苷为淡黄色针状结晶,m. p. 为 223 ℃,UV 光谱数据(λ_{max},MeOH)为 244 nm、278 nm、315 nm。几乎不溶于水,难溶于甲醇、乙醇、丙酮。可溶于含水醇和热乙酸。溶于碱水及氨水初显黄色,不久则变为黑棕色。经水解后生成的苷元黄芩素分子中具有邻三酚羟基,易被氧化转为醌类衍生物而显绿色,这是黄芩因保存或炮制不当变绿色的原因。

一、目的与要求

(1) 掌握从黄芩中提取、精制黄芩苷的原理、方法及操作要点。

(2) 掌握黄芩苷的结构鉴定原理及方法。

二、实验原理

黄芩苷具有一定的脂溶性和弱酸性,提取时可以选择一定浓度的乙醇溶液,同时其可在碱性溶液中溶解,形成钠盐,在提取液中加酸酸化,使黄芩苷游离析出。利用黄芩苷能溶于碱、不溶于酸的性质使之与酸性杂质分离。

三、提取分离

（一）黄芩苷的提取

取黄芩饮片 200 g,粉碎。加 8 倍量水,回流 1 h,用多层纱布过滤。药渣再用 6 倍及 4 倍量的水同法分别回流 1 h,合并三次滤液,将滤液浓缩至适量,加 35%盐酸溶液调节 pH 至 1～2,80 ℃水浴保温 30 min,静置,抽滤。

（二）黄芩苷的精制

沉淀用少量 50%、95%乙醇依次洗涤,抽干,滤饼经 40 ℃干燥,粉碎成细粉,即得到黄芩苷精品。计算产率。流程如图 3.13 所示。

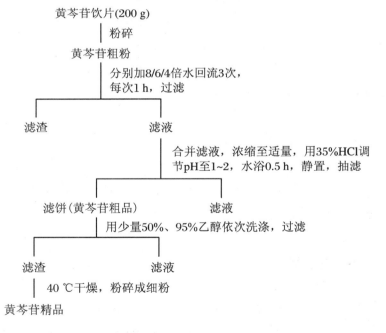

图 3.13　黄芩中黄芩苷的提取分离流程

四、鉴定

（一）黄芩苷的定性鉴别

1. 盐酸-镁粉反应

取黄芩苷少许置于试管中，以乙醇 1 mL 水浴微温振摇溶解，加镁粉适量，滴加浓盐酸数滴，观察颜色变化。

2. 锆盐-枸橼酸反应

取黄芩苷少许置于试管中，加水 2 mL 置于水浴中温热至溶解，加数滴 5%二氯氧化锆溶液，振荡后，观察颜色变化；再加 2%枸橼酸试剂，观察颜色变化。

3. 三氧化铝反应

取黄芩苷少许置于试管中，加水 2 mL 置于水浴中温热至溶解，加入 2%三氧化铝甲醇溶液数滴，观察颜色变化。

4. 黄芩苷的 TLC 检识

将实验所得的黄芩苷用乙醇溶解，并与标准黄芩苷的乙醇溶液分别点在硅胶板上，用乙酸乙酯-甲酸-甲醇-水（7：2：0.5：0.5）展开。在紫外灯下观察荧光，喷 2%三氯化铝乙醇溶液后再观察荧光变化，计算 R_f 值。

5. 紫外光谱的鉴定

测定标准黄芩苷乙醇溶液及实验所得黄芩苷乙醇溶液的紫外光谱，对比分析紫外光谱结果。

五、注意事项

（1）提取过程中为防止黄芩苷的酶解、氧化，减少有效成分被破坏，应控制在一定温度下进行。

（2）在用酸、碱进行提取纯化黄酮类化合物时，应当注意温度和碱度都不宜过高，以免破坏黄酮类化合物的母核。酸化时，酸度也不宜过高，否则酸会与黄酮类化合物生成盐而溶解。

（3）在选择乙醇溶液作提取剂时要注意提取溶液的溶度。

浓度在 50%～70%的乙醇水溶液其极性与黄芩苷的极性相近，便于其溶出。低浓度（40%及以下）的乙醇极性较大，杂质的溶出量大大增加，高浓度（90%及以上）的乙醇溶液极性较小，主要用于药材中的挥发油、叶绿素、树脂等的溶出。

六、思考题

（1）黄芩苷提取过程中为什么要控制温度和调节 pH？

（2）为什么要选用一定浓度的乙醇溶液作为提取液？

（陈乃东）

实验 6　中药有效成分——醌类的提取

实验 6.1　大黄中大黄素的提取、分离与鉴定

　　大黄为蓼科植物掌叶大黄(*Rheum palmatum* L.)、唐古特大黄(*Rheum tanguticum* Maxim. ex Balf.)或药用大黄(*Rheum officinale* Baill.)的干燥根和根茎。味苦,性寒。具有泻下攻积,清热泻火,凉血解毒,逐瘀通经,利湿退黄之功效。用于实热积滞,便秘血衄,目赤咽肿,痈肿疔疮,肠痈腹痛,湿热痢疾,黄疸尿淋、烫伤等病症的治疗。

　　大黄有效成分主要为蒽醌类成分,其中大部分为结合型蒽醌,是游离型蒽醌与葡萄糖结合成的苷,少部分为游离型蒽醌,主要为大黄素、芦荟大黄素、大黄酚等(图 3.14),是抑菌的有效成分。大黄中主要游离蒽醌类成分的结构和理化性质如下:

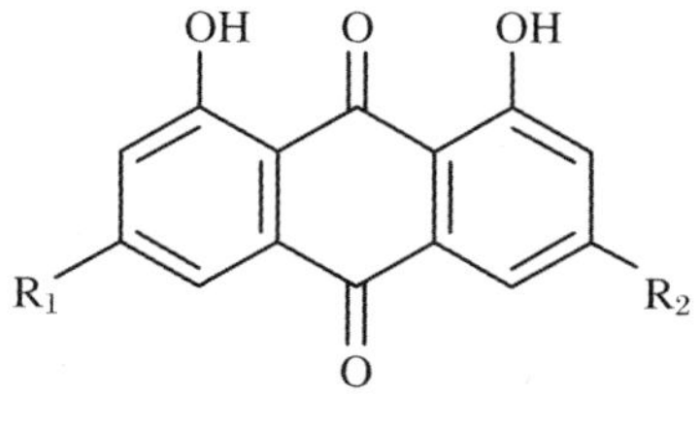

名称	R$_1$	R$_2$
大黄酸	R$_1$=H	R$_2$=COOH
大黄素	R$_1$=CH$_3$	R$_2$=OH
芦荟大黄素	R$_1$=CH$_2$OH	R$_2$=H
大黄素甲醚	R$_1$=CH$_3$	R$_2$=OCH$_3$
大黄酚	R$_1$=CH$_3$	R$_2$=H

图 3.14

1. 大黄酸

黄色针状结晶。m.p.为 321~322 ℃(升华),不溶于水,能溶于吡啶、碳酸氢钠水溶液,微溶于乙醇、苯、氯仿、乙醚和石油醚。

2. 大黄素

橙黄色针状结晶。m.p.为 256~257 ℃(乙醇或冰醋酸),能升华。其在溶

剂中的溶解度如下:四氯化碳 0.01%、氯仿 0.07%、二硫化碳 0.009%、乙醚 0.14%、苯 0.041%。易溶于乙醇,可溶于稀氨水、碳酸钠水溶液,几乎不溶于水。

3. 芦荟大黄素

橙黄色针状结晶。m.p. 为 223～224 ℃(甲苯),能升华。可溶于乙醚、苯、热乙醇、稀氨水、氢氧化钠水溶液。

4. 大黄素甲醚

砖红色针状结晶。m.p. 为 206 ℃(苯),能升华。可溶于苯、乙醚、氯仿、丙酮、甲醇、乙醇、乙酸、氢氧化钠水溶液,微溶于石油醚,几乎不溶于水。

5. 大黄酚

金黄色片状结晶。m.p. 为 196～197 ℃(乙醇或苯),能升华。可溶于苯、氯仿、丙酮、甲醇、乙醇、乙醚、乙酸、氢氧化钠水溶液,微溶于石油醚,几乎不溶于水。

一、目的与要求

(1) 掌握 pH 梯度提取法的原理和操作技术。
(2) 熟悉蒽醌类成分的提取分离方法。
(3) 学习硅胶柱色谱的操作技术。

二、基本原理

大黄中的结合型蒽醌含量高,经酸催化水解成为游离的蒽醌苷元,利用游离蒽醌可溶于氯仿、乙醚等亲脂性有机溶剂而将其提取出来;再根据各游离蒽醌的酸性差异进行分离。大黄酸具有羧基,酸性最强;大黄素具有 β-酚羟基,酸性第二;芦荟大黄素结构中连有羟甲基,酸性第三;大黄素甲醚和大黄酚的酸性最弱,两者酸性相似。根据以上蒽醌类化合物的酸性差异,可用碱性强弱不同的溶液进行梯度萃取分离。

三、提取分离

1. 酸水解

称取大黄粉 50 g,置于 500 mL 圆底烧瓶中,加 20% H_2SO_4 水溶液 200 mL,加热水解约 1 h,抽滤,滤饼水洗至近中性,置于 70 ℃左右干燥。

2. 游离羟基蒽醌的提取

干燥后的滤饼置于索氏提取器中,加入乙醚约 250 mL,连续回流提取约 2 h,得到乙醚提取液。如图 3.15 所示。

3. pH 梯度萃取分离

(1) 大黄酸的分离:将乙醚提取液置于分液漏斗中,用 5% $NaHCO_3$ 水溶液萃取,碱水层呈红色,萃取多次,直至萃取出的碱液颜色变淡为止。合并碱水层溶液,加盐酸酸化至 pH 3 左右,析出黄色沉淀,即为大黄酸粗品。过滤,水洗沉淀数次,干燥后以冰醋酸或吡啶重结晶数次,得黄色针状结晶。

(2) 大黄素的分离:经 5% $NaHCO_3$ 水溶液萃取后的乙醚层,再以 5% Na_2CO_3 水溶液萃取多次,直至萃取出的碱液颜色变淡为止。合并碱水层溶液,加盐酸酸化,析出橙黄色沉淀,即为大黄素粗品。过滤,水洗沉淀数次,干燥后以冰醋酸或吡啶结晶数次,得橙黄色针状结晶。

(3) 芦荟大黄素的分离:经 5% Na_2CO_3 水溶液萃取后的乙醚层,再以 0.25% NaOH 水溶液萃取多次,直至萃取出的碱液颜色变淡为止。合并碱水层溶液,加盐酸酸化,析出黄色沉淀,即为芦荟大黄素粗品。过滤,水洗沉淀数次,干燥后以冰醋酸或乙酸乙酯结晶数次,得黄色针状结晶。

(4) 大黄素甲醚和和大黄酚的分离:经 0.25% NaOH 水溶液萃取后的乙醚层,再以 5% NaOH 水溶液萃取多次,至萃取出的碱液颜色变淡为止。合并碱水层溶液,加盐酸酸化,析出黄色沉淀,水洗沉淀数次,即为大黄素甲醚和大黄酚的混合物。

大黄素甲醚和和大黄酚的混合物可进一步采用硅胶柱色谱分离,以石油醚(沸程 60～90 ℃)-乙酸乙酯(15∶1)混合溶液洗脱,先被洗脱下来的化合物为大黄酚,后被洗脱下来的化合物为大黄素甲醚。分离流程如图 3.15 所示。

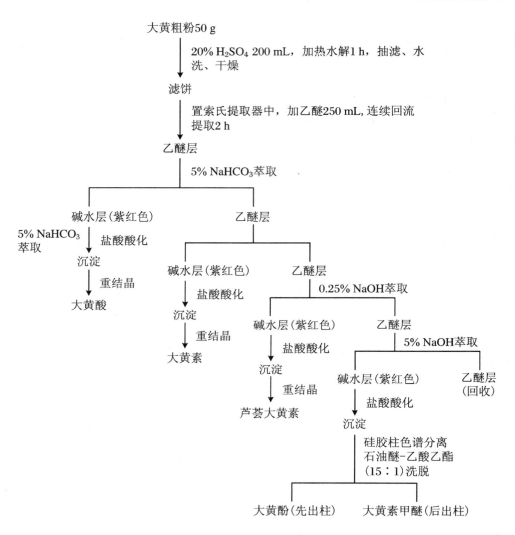

图 3.15 大黄中恩醌类成分的提取分离流程

四、鉴定

（一）化学鉴别

（1）碱液试验：取羟基蒽醌类样品少许置于试管中，加少量乙醇溶解，加数滴 10% NaOH 水溶液,振摇,观察颜色变化。

(2)醋酸镁试验:取羟基蒽醌类样品少许置于试管中,加少量乙醇溶解,加数滴 0.5%醋酸镁甲醇溶液,振摇,观察颜色变化。

(二)薄层色谱鉴别

样品:① 自制大黄酸、大黄素、芦荟大黄素、大黄素甲醚和大黄酚乙醚溶;② 大黄酸、大黄素、芦荟大黄素、大黄素甲醚和大黄酚对照品乙醚溶液。

吸附剂:硅胶 G 色谱板,湿法铺板,105 ℃活化 30 min。

展开剂:石油醚(沸程 60~90 ℃)-乙酸乙酯(7:3)。

显色剂:可见光下观察即可见到斑点;置氨蒸气中熏后,观察斑点颜色;或喷 0.5%醋酸镁甲醇溶液,观察斑点颜色。

在供试品色谱与对照品色谱相应的位置上,显相同颜色的斑点。以上各项均须观察颜色变化并记录实验结果。

(三)实验说明及注意事项

(1)酸水解时控制好温度,不可暴沸,注意安全。

(2)索氏提取过程需控制好温度,回流不宜太慢或过于剧烈。

(3)索氏提取时需将样品置于滤纸筒中,再放入索氏提取器,滤纸筒的高度不可超过蒸汽管,以免堵住蒸汽管而使蒸汽不能顺利上行,另外,滤纸筒中的药渣高度尽量不要超过虹吸管。

(4)pH 梯度萃取分离时,每步蒽醌的分离均要进行多次萃取,直至萃取出的碱液颜色变淡为止,以保证萃取充分。

(5)萃取时振摇不宜太剧烈,以免乳化现象严重。

(6)萃取过程中若乙醚挥发较多,可补充乙醚。

(7)盐酸酸化时注意盐酸需缓慢加入,搅拌,注意勿令溶液外溢,并注意观察溶液的颜色变化及是否有沉淀析出,加入盐酸的量要适宜。

(8)在使用柱色谱分离大黄素甲醚和大黄酚时,硅胶柱装填应注意一次性倾入硅胶,色谱柱尽量装填得均匀、紧密。

五、思考题

（1）pH 梯度萃取法的原理是什么？

（2）比较大黄酸、大黄素、芦荟大黄素、大黄素甲醚、大黄酚的酸性及其在硅胶 G 吸附薄层板上的 R_f 值。

（3）在大黄酸的分离时，加盐酸酸化至 pH 3 左右，析出黄色沉淀，在分离大黄素、芦荟大黄素和大黄酚时，加入盐酸酸化的 pH 是否也为 3 左右？为什么？

实验 6.2　虎杖中蒽醌类成分的提取、分离与鉴定

虎杖为蓼科植物虎杖（*Polygonum cuspidatum* Sieb. et Zucc.）的干燥根及根茎。味苦、性微寒。具有利湿退黄，清热解毒，散瘀止痛，止咳化痰之功效。用于湿热黄疸，风湿痹痛，淋浊，带下，痈肿疮毒，经闭，水火烫伤，肺热咳嗽等病症的治疗。

虎杖中含较多的羟基蒽醌类成分及二苯乙烯类成分，羟基蒽醌类成分主要有大黄素、大黄酚、大黄素-6-甲醚、大黄酸、大黄素-8-O-D-葡萄糖苷、大黄素-6-甲醚-8-O-D-葡萄糖苷；二苯乙烯类成分主要有白藜芦醇苷、白藜芦醇等。虎杖中主要游离蒽醌类成分的结构（图 3.16）和理化性质如下：

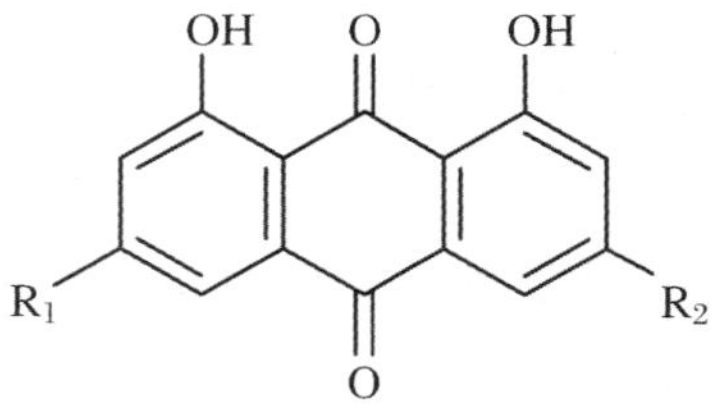

大黄素	$R_1=CH_3$	$R_2=OH$
大黄酚	$R_1=CH_3$	$R_2=H$
大黄素甲醚	$R_1=CH_3$	$R_2=OCH_3$
大黄酸	$R_1=H$	$R_2=COOH$

图 3.16

1. 大黄素

橙黄色长针晶(丙酮中结晶为橙色,甲醇中结晶为黄色)。m.p. 为 256～257 ℃,能升华。其在下列溶剂中的溶解度分别为:四氯化碳 0.01%、氯仿 0.07%、二硫化碳 0.009%、乙醚 0.14%、苯 0.041%。易溶于乙醇,可溶于氨水、碳酸钠和氢氧化钠水溶液。几乎不溶于水。

2. 大黄酚

金黄色片状结晶(丙酮中结晶)或针状结晶(乙醇中结晶)。m.p. 为 196～197 ℃(乙醇或苯),能升华。可溶于苯、乙醚、氯仿、丙酮、甲醇、乙醇、乙酸、氢氧化钠水溶液。微溶于石油醚。几乎不溶于水。

3. 大黄素甲醚

砖红色针状结晶。m.p. 为 206 ℃(苯),能升华。溶解度与大黄酚相似。

4. 大黄酸

黄色针状结晶。m.p. 为 321～322 ℃(升华),不溶于水,能溶于吡啶、碳酸氢钠水溶液,微溶于乙醇、苯、氯仿、乙醚和石油醚。

一、目的与要求

(1) 掌握 pH 梯度萃取法分离酸性不同蒽醌类成分的原理和操作技术。

(2) 熟悉脂溶性成分和水溶性成分的分离方法。

(3) 学习纸色谱的操作技术及其蒽醌类化合物的鉴定方法。

二、基本原理

羟基蒽醌类化合物及二苯乙烯类成分,均可溶于乙醇中,故可用乙醇提取。游离羟基蒽醌类易溶于乙醚等弱极性溶剂,利用溶解度差异将乙醇提取物分为脂溶性成分和水溶性成分,游离蒽醌类成分含在脂溶性成分中,再根据各羟基蒽醌类化合物的酸性差异,采用 pH 梯度萃取法进行分离。利用大黄素甲醚和大黄酚的极性差异,采用柱色谱方法可将两者分离。

三、提取分离

（一）乙醇总提取物的制备

称取虎杖粗粉 50 g,置于 500 mL 圆底烧瓶中回流,第一次加 95% 乙醇 200 mL,回流 1 h,第二次加 95% 乙醇 150 mL,回流 30 min,合并两次的乙醇提取液,放置,若有沉淀可过滤,减压回收乙醇至干,得膏状物。提取流程如图 3.17所示。

（二）亲脂性成分与亲水性成分的分离

上述膏状物加水 15 mL 混悬,置于分液漏斗中,加乙醚 25 mL 充分振摇后放置,分层,从下口放出水层,上口倒出乙醚层,再将水层倒回分液漏斗中,加入新的乙醚继续萃取,同法萃取多次,直至醚层的颜色较淡,合并乙醚层,得到亲脂性成分,即总游离蒽醌,水层则为亲水性成分。

（三）游离蒽醌类成分的分离

1. 大黄酸的分离

将乙醚溶液置于分液漏斗中,加 5% $NaHCO_3$ 水溶液,碱水层为紫红色,多次萃取,直至萃取出的碱液颜色变淡为止。合并碱水溶液,加盐酸酸化至 pH 3,注意观察颜色变化,稍放置即可析出沉淀,抽滤,用水洗涤沉淀至中性,干燥得大黄酸粗品。

2. 大黄素的分离

经 5% $NaHCO_3$ 水溶液萃取过的乙醚液,用 5% Na_2CO_3 水溶液萃取多次,直至碱液颜色变淡为止。合并碱水溶液,加盐酸酸化,放置后析出沉淀,抽滤,水洗沉淀至中性,干燥得大黄素粗品,再以冰醋酸或吡啶或乙醇结晶数次,可得橙黄色针状结晶。

3. 大黄素甲醚和大黄酚的分离

用 5% Na_2CO_3 水溶液萃取过的乙醚液,用 2% NaOH 水溶液萃取多次,直至萃取出的碱液颜色变淡为止。合并碱水层溶液，加盐酸酸化，析出黄色沉淀，水洗至中性，以甲醇-氯仿或苯-氯仿(1∶1)重结晶，得大黄酚和大黄素甲醚混合物。

混合物可采用磷酸氢钙进行柱色谱，以石油醚洗脱，先被洗脱下来的浅黄色流份为大黄酚，以甲醇重结晶可得大黄酚，后被洗脱下来的黄色流份为大黄素甲醚，通过甲醇重结晶可得大黄素甲醚。如图 3.17 所示。

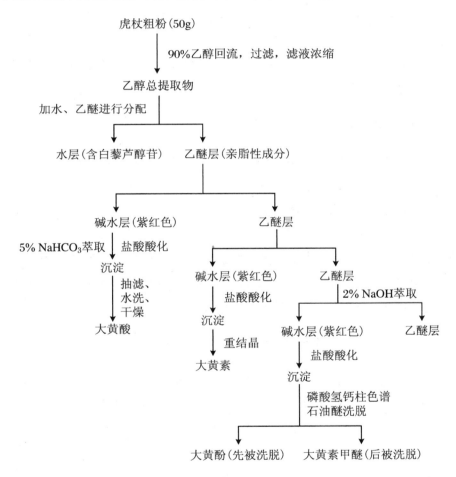

图 3.17　虎杖中蒽醌类成分的提取分离流程

四、鉴定

(一) 化学鉴别

分别取大黄素、大黄酚等少许,用乙醚溶解,做如下鉴别反应:

(1) 碱液试验:取试液 1 mL 置于试管中,加 10% NaOH 数滴,观察颜色变化。

(2) 醋酸镁反应:取试液 1 mL 置于试管中,加 0.5% 醋酸镁甲醇试剂数滴,观察颜色变化。

(二) 纸色谱鉴别

样品:① 自制大黄素、大黄酚、大黄素甲醚的乙醚溶液;② 大黄素、大黄酚、大黄素甲醚对照品乙醚溶液。

支持剂:新华 1 号滤纸,裁剪成条状。

展开剂:水饱和的石油醚。

显色剂:0.5% 醋酸镁甲醇溶液,喷后加热显色;或喷 5% NaOH 溶液。

上行展开,在供试品色谱与对照品色谱相应的位置上,显相同颜色的斑点。以上各项均需观察颜色变化并记录实验结果。

(三) 实验说明及注意事项

pH 梯度萃取分离时,每种成分均要多次萃取,直至萃取出的碱液颜色变淡为止,以保证萃取充分;碱水与乙醚进行萃取时注意防止乳化;盐酸酸化时注意盐酸需缓慢加入,搅拌,注意勿令溶液外溢,加入盐酸的量要适宜。

五、思考题

(1) pH 梯度萃取法除了适用于不同酸性大小的蒽醌类成分的分离外,还可以应用于哪些类型天然产物的分离?

（2）脂溶性成分和水溶性成分的分离原理是什么？

（3）比较大黄素甲醚和大黄酚的极性，若采用硅胶柱色谱分离，以石油醚-乙酸乙酯-甲酸（体积比 100∶1∶0.5）为洗脱剂，两者的洗脱顺序如何？

（包淑云）

实验 7　中药有效成分——皂苷的提取

7.1　柴胡总皂苷的提取、分离和鉴别

柴胡为伞形科植物柴胡（*Bupleurum chinense* DC.）（北柴胡）或狭叶柴胡（*Bupleurum scorzonerifolium* Willd.）（南柴胡）的根。味苦，性微寒，能解表里，疏肝解郁，升提中气。主治感冒发热、寒热往来、胸胁疼涌、疟疾、脱肛、子宫脱垂、月经不调等。

柴胡的化学成分比较复杂，除含有皂苷、挥发油，还含有黄酮、多元醇、植物甾醇、香豆素、脂肪酸等成分，但以柴胡皂苷为主。柴胡皂苷属于以齐墩果烷衍生物为母核的三萜皂苷，多数为双糖苷。其中柴胡皂苷 a、c、d 的含量较高，为主要活性成分，其他如糖链末端的葡萄糖乙酰化的皂苷及提取时产生的次生皂苷含量均较低。柴胡总皂苷具有镇静、止痛、解热、镇咳和抗炎等作用。

柴胡皂苷分子大，不易结晶，大多为白色无定形粉末，皂苷元大多有完好的结晶。柴胡皂苷易溶于热水、甲醇、乙醇、丁醇等极性溶剂，难溶于弱极性的有机溶剂，如乙醚、氯仿；而其苷元则易溶于弱极性的有机溶剂。柴胡皂苷 a、c、d 的结构及主要理化性质如下：

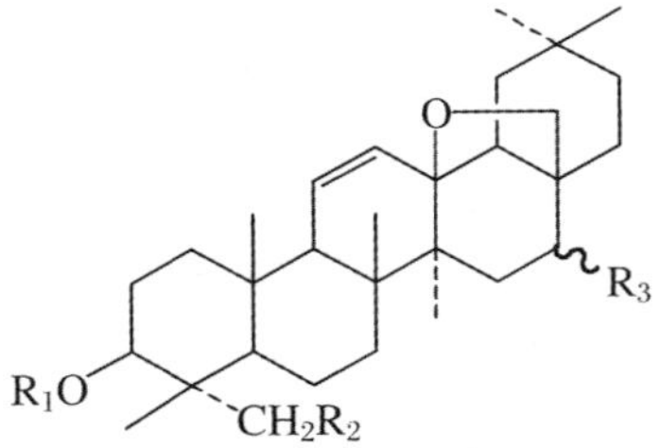

柴胡皂苷a：R₃=β-OH，R₂=OH，R₁=β-D-Fuc(3→1)β-D-Glc
柴胡皂苷c：R₃=β-OH，R₂=H，R₁=β-D-Glc(3→1)β-D-Glc
柴胡皂苷d：R₃=α-OH，R₂=OH，R₁=β-D-Fuc(6→1)β-D-Glc(4→1)α-L-Rham

图 3.18

1. 柴胡皂苷 a (saikosaponin a)

白色结晶型粉末。分子量为 781，m. p. 为 225～232 ℃，旋光度$[\alpha]_D^{20}+46°$（乙醇）。易溶于甲醇、乙醇和水，特别是热水和热醇，在丁醇和戊醇中溶解性大，难溶或不溶于苯、乙醚、氯仿等溶剂。Molish 反应呈阳性，Lieberman-Burchard反应呈紫色。

2. 柴胡皂苷 d (saikosaponin d)

白色粉末。分子量为 781，m. p. 为 212～218 ℃，旋光度$[\alpha]_D^{20}+37°$（乙醇）。易溶于热水、稀醇、热甲醇和热乙醇。Molish 反应呈阳性，Lieberman-Burchard反应呈紫色。

3. 柴胡皂苷 c (saikosaponin c)

白色粉末。分子量为 927，m. p. 为 202～210 ℃，旋光度$[\alpha]_D^{20}+4.3°$（乙醇）。易溶于水、稀醇，特别是热水和热醇，在丁醇和戊醇中溶解性大，难溶或不溶于苯、乙醚、氯仿等溶剂。Molish 反应呈阳性，Lieberman-Burchard 反应呈紫色。

一、目的与要求

（1）掌握皂苷提取分离的一般方法。

（2）熟悉大孔吸附树脂的结构、性质，学习其使用方法及用途。

（3）掌握三萜皂苷的化学、薄层鉴别的基本原理与方法。

二、基本原理

柴胡皂苷易溶于热水，但其苷元结构中具有 13 β，28-环氧醚键，在酸性条件下醚键极易断裂，因此可在提取水溶液中加入一定量的碱，以防皂苷次生化。大孔树脂可吸附皂苷类成分，借以和亲水性的多糖、蛋白质等分离，再用乙醇洗脱下被大孔树脂吸附的皂苷，达到纯化的目的。

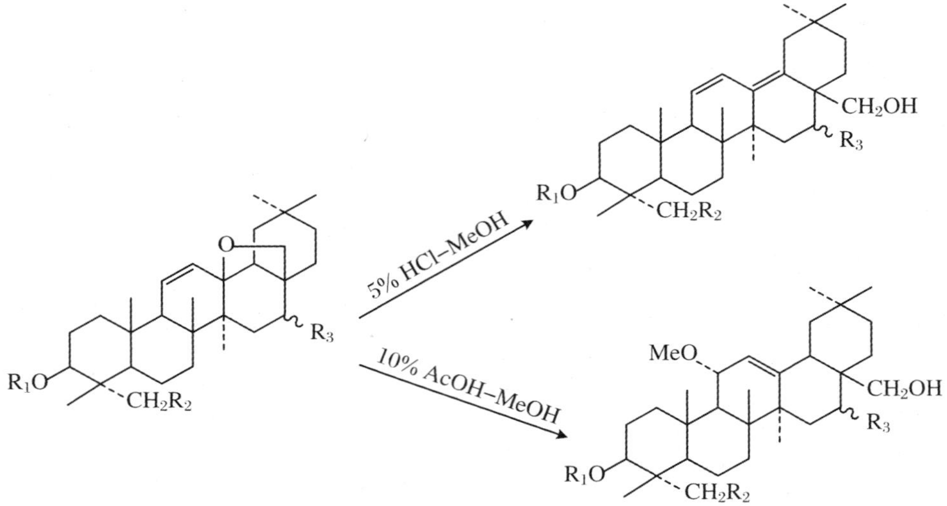

图 3.19

三、提取分离

(一)柴胡总皂苷的提取

取柴胡根 10 g,粉碎,装入 500 mL 圆底烧瓶中,加入 300 mL 含 0.4% NaOH 的水溶液,连接回流冷凝管,加热回流提取 1.5~2 h。加热完毕,溶液室温静置一段时间,稍冷后用布氏漏斗抽滤,滤渣弃去,滤液收集备用。其提取流程图如图 3.20 所示。

(二)柴胡总皂苷的分离

称取 D101 型大孔吸附树脂 50 g(湿重),加入 95% 乙醇溶胀 24 h,湿法装入色谱柱(温静)中,控制流速以液滴不成串为宜,先用 95% 乙醇洗脱至流出液加纯水不变浑浊,再用蒸馏水洗至流出液无乙醇味。

将上述所得的柴胡皂苷水溶液通过大孔吸附树脂柱,用蒸馏水冲洗树脂柱至流出液无色,再用 95% 乙醇洗脱皂苷。收集乙醇洗脱液通过 Al_2O_3(10 g)吸附小柱脱色,加 95%乙醇 10 mL 冲洗,合并洗出液,置于蒸发皿上浓缩至干,即得柴胡总皂苷。其分离流程图如图 3.20 所示。

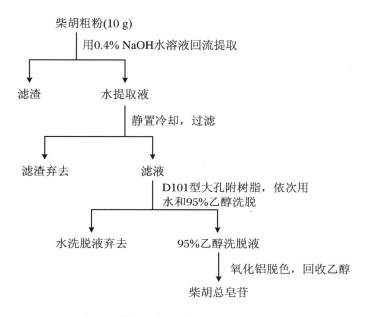

图 3.20　柴胡中柴胡总皂苷的提取分离流程

四、鉴定

(一) 化学鉴定

(1) 醋酐-浓硫酸(Liebermann-Burchard)反应:将样品少许溶于 0.5 mL 醋酐中,加浓硫酸 1 滴,观察液体颜色变化。

(2) 氯仿-浓硫酸(Salkowski)反应:取样品少许用氯仿 1 mL 溶解,转入干燥小试管中,沿壁小心加浓硫酸 1 mL,观察氯仿层和硫酸层颜色变化。

(二) 薄层鉴定

样品:① 柴胡总皂苷的乙醇溶液;② 柴胡皂苷 a、c、d 对照品乙醇溶液。
吸附剂:预制硅胶 G 色谱板。

展开剂:乙酸乙酯-乙醇-水(8：2：1,上层);氯仿－甲醇－水(65：35：10,下层)。

显色剂:2%对二甲氨基苯甲醛的 40% H_2SO_4 乙醇溶液;20% H_2SO_4 乙醇溶液,105 ℃加热显色。

在供试品色谱与对照品色谱相应的位置上,显色相同斑点。

(三)实验记录要求

(1)记录柴胡皂苷的提取方法和分离纯化过程。

(2)记录柴胡皂苷的化学和薄层鉴别结果,计算主要样品点的 R_f 值,与对照品的 TLC 结果进行对比。

五、实验说明及注意事项

(1)柴胡皂苷 a、c、d 的苷元结构中具有 13,28-环氧醚键,在酸性条件下极易断裂形成 $\Delta^{11,13(18)}$-齐墩果-二烯或 Δ^{12}-齐墩果烯相应结构的皂苷,因此在提取分离过程中要避免酸性成分的存在。

(2)注意大孔树脂的预处理方法和正确操作。

(3)用硅胶色谱鉴定柴胡皂苷时,使用的展开剂一定要加水饱和。

六、思考题

(1)提取总皂苷有什么通法,其原理是什么? 设计另一方法提取柴胡皂苷。

(2)为研究柴胡皂苷的化学结构,前人曾用过哪些方法获得原生皂苷元?

(3)用大孔吸附树脂和 Al_2O_3 吸附柱处理过程中柴胡皂苷溶液的颜色发生了哪些变化? 为什么?

(4)皂苷的分离有哪些方法? 如何鉴定和区别三萜皂苷和甾体皂苷?

(陆维丽)

实验 8 中药有效成分——生物碱类的提取

实验 8.1 苦参中苦参碱的提取、分离和鉴别

苦参是豆科槐属植物苦参（*Sophora flavescens* Ait.）的干燥根,味苦,性寒,有清热燥湿、杀虫等作用。苦参中含有多种生物碱,总碱含量高达约 1%,其中以苦参碱、氧化苦参碱含量最高。苦参碱可溶于水、乙醚、三氯甲烷、苯等,难溶于石油醚。氧化苦参碱为白色柱状结晶,可溶于水、三氯甲烷、乙醇,难溶于乙醚、石油醚。现代药理学研究表明,苦参中的生物碱具有消肿利尿、抗肿瘤和抗心律失常的作用。其主要生物碱成分的结构（图 3.21）和理化性质如下:

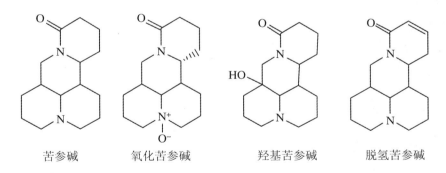

| 苦参碱 | 氧化苦参碱 | 羟基苦参碱 | 脱氢苦参碱 |

图 3.21

1. 苦参碱(matrine)

分子式为 $C_{15}H_{24}N_2O$,在石油醚中结晶时,由于温度等条件不同,可以得到 α、β、δ 三种结晶和一种流体即 γ 型。通常室温下结晶得到的是 α 型,易溶于水、甲醇、乙醇、氯仿,溶于苯,在乙醚中溶解度小。

2. 氧化苦参碱(oxymarrine)

分子式为 $C_{15}H_{24}N_2O_2$,白色棱晶,易溶于水、甲醇、乙醇、氯仿,不溶于乙

醚、苯。m. p. 为 207～208 ℃（分解），含一个结晶水的氧化苦参碱的 m. p. 为 77～78 ℃。可与许多金属离子如 Fe^{2+}、Cu^{2+}、Cr^{3+} 等生成沉淀。

一、目的与要求

（1）掌握渗漉法和离子交换法提取生物碱的原理、方法与工艺过程。

（2）熟悉用柱色谱法分离生物碱。

（3）了解化学反应、萃取分离在中药提取过程中的应用。

二、基本原理

利用苦参生物碱具有弱碱性，可与强酸结合成易溶于水的盐的性质，将总碱从药材中提取出来。结合动态连续提取工艺过程，实现生物碱充分溶出。然后，加碱碱化，即可得到苦参生物总碱。再将总生物碱通过结晶、重结晶的方法进行分离。

三、提取分离

（一）总生物碱的提取

1. 动态连续提取

（1）取苦参粗粉 200 g 加 3%的盐酸，拌匀，放置 30 min，使生药膨胀。

（2）然后装入渗漉桶中，边加边压，层层加紧，全部装完后，药面压平，盖一层滤纸，滤纸上压一些洗净的玻璃塞。

（3）加入 3% HCl 溶液经过药面，以 4～5 mL/min 的速度渗漉，收集渗漉液至无明显的生物碱反应为止，收集渗漉液约 2500 mL。

2. 交换

（1）将收集的渗漉液置于阳离子交换树脂进行交换，如交换液中有未交换的生物碱时，仍可以继续交换，直至流出液无生物碱反应为止。

（2）将树脂倾入烧杯中，用蒸馏水洗涤数次，除去杂质，于布氏漏斗中抽干，倒入搪瓷盘中晾干。

3. 总生物碱的洗脱

（1）将晾干的树脂，加 15% 的浓氨水适量，搅匀，使湿润度适宜，树脂充分膨胀，盖好放置 20 min。

（2）装入索氏提取器中，加三氯甲烷 300 mL 在水浴上回流洗脱，至提尽生物碱为止。

（3）回收三氯甲烷，得棕色黏稠物。

（4）加无水丙酮适量，加热溶解，过滤，减压蒸干。

必要时重复此操作，以脱除粗生物碱中的水，再在无水丙酮中重结晶。

（二）氧化苦参碱的分离

将苦参总碱溶于少量三氯甲烷中，加入 10 倍量乙醚，放置后有沉淀析出，过滤吸出的沉淀，滤液浓缩后再溶于少量三氯甲烷中，加入乙醚放置，再过滤析出沉淀，合并两次的沉淀物，用丙酮重结晶，即为氧化苦参碱。见图 3.22 所示。

四、鉴定

（一）薄层色谱鉴定

样品：① 自制的苦参总碱、氧化苦参碱；② 苦参碱标准品、氧化苦参碱标准品。

吸附剂：硅胶 G；展开剂：三氯甲烷－甲醇－浓氨水（5∶0.6∶0.2）。

吸附剂：氧化铝；展开剂：三氯甲烷－甲醇－乙醚（44∶0.6∶3）。

显色剂：改良碘化铋钾。

（二）沉淀试验

取苦参总碱少许溶于稀盐酸中，分置 4 个小试管中，分别滴加下列试剂 1～2 滴，观察现象：

碘-碘化钾试剂　碘化汞钾试剂　碘化铋钾试剂　硅钨酸试剂

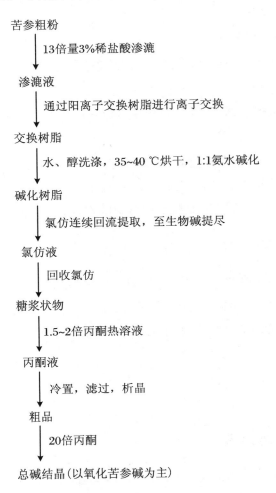

苦参粗粉
　　↓ 13倍量3%稀盐酸渗漉
渗漉液
　　↓ 通过阳离子交换树脂进行离子交换
交换树脂
　　↓ 水、醇洗涤，35~40 ℃烘干，1:1氨水碱化
碱化树脂
　　↓ 氯仿连续回流提取，至生物碱提尽
氯仿液
　　↓ 回收氯仿
糖浆状物
　　↓ 1.5~2倍丙酮热溶液
丙酮液
　　↓ 冷置，滤过，析晶
粗品
　　↓ 20倍丙酮
总碱结晶(以氧化苦参碱为主)

图 3.22　苦参中生物碱的提取分离流程

（三）实验说明及注意事项

（1）浓盐酸、氨水均具有刺激性，使用时注意通风。

（2）丙酮、三氯甲烷、甲醇、无水乙醇和乙醚均为易燃品，注意防火安全。

（3）在将药材装柱时，不要将药材塞得过紧或过松。过紧，则渗漉速度太慢；过松，则渗漉速度太快，达不到渗漉效果。

五、思考题

（1）从苦参中提取分离氧化苦参碱的原理是什么？

（2）从苦参中提取分离生物碱的注意事项有哪些？

（3）干法装柱与湿法装柱有何区别？

实验 8.2　黄柏中盐酸小檗碱的提取、分离和鉴别

黄柏为芸香科植物黄皮树（*Phellodendron chinese* Schneid.）的干燥树皮。习称"川黄柏"。黄柏主产于四川、贵州、湖北等地，具有清热燥湿，泻火除蒸，解毒疗疮等功效。

黄柏中含有多种生物碱，主要为小檗碱（berberine，含量 4%～8%）、黄柏碱（phellodendrine）、药根碱（jatrorrhizine）、掌叶防己碱（palmatine）等（图3.23）。

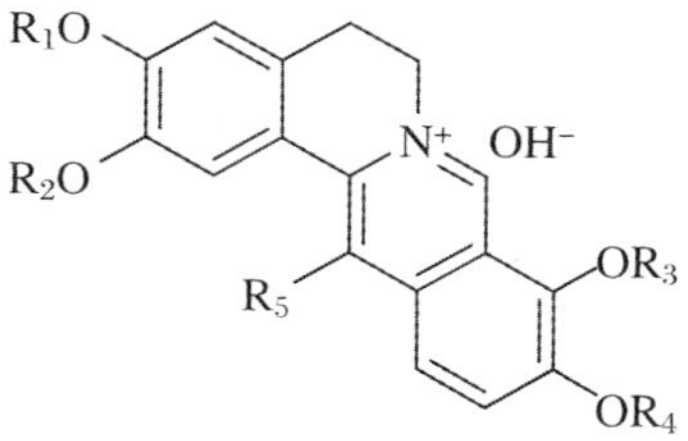

	R_1	R_2	R_3	R_4	R_5
小檗碱	—CH_2—		CH_3	CH_3	H
巴马汀	CH_3	CH_3	CH_3	CH_3	H
药根碱	H	CH_3	CH_3	CH_3	H

图 3.23

1. 小檗碱

为黄色针状结晶，含 5.5 分子结晶水（水或稀醇中结晶），100 ℃ 干燥后仍能保留 2.5 分子结晶水，加热至 110 ℃ 变为黄棕色，于 160 ℃ 分解。盐酸小檗碱（含 2 分子结晶水）为黄色小针状结晶，味极苦，加热至 220 ℃ 左右分解，生成红棕色的小檗红碱，继续加热至 285 ℃ 左右完全熔融（图3.24）。小檗碱能缓慢溶解于冷水（1：20）或冷乙醇（1：100），在热水或热乙醇中溶解度比较大，难溶

于丙醇、氯仿或苯,盐类的溶解度都比较小,硫酸盐在水中的溶解度约为1∶30,盐酸盐微溶于冷水(1∶500)但较易溶于沸水。小檗碱可从三颗针、黄连、黄柏等植物中提取。

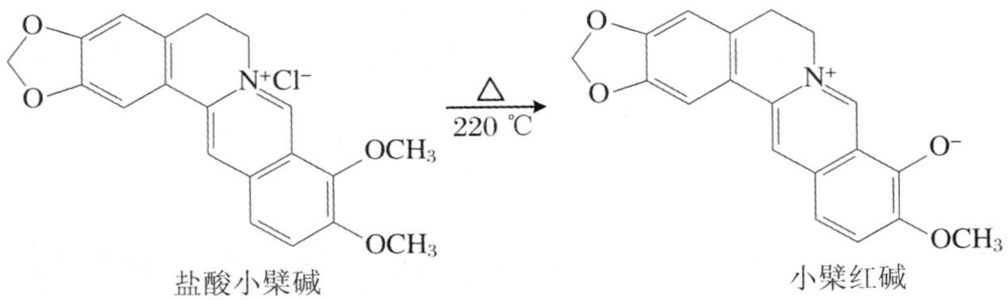

图 3.24

小檗碱主要以氢氧化季铵的形式存在。在季铵式小檗碱的水溶液中加入过量的碱则生成醇式(叔胺)和醛式(仲胺)小檗碱的沉淀。这些现象的产生是由于小檗碱具有 α-羟胺结构,能表现为季铵式、醇式、醛式三种互变异构体。其中季铵式结构可以离子化呈强碱性,溶液为红棕色。在溶液中加入过量碱之后,抑制了季铵式结构的解离,离解平衡向生成醇式和醛式结构转变,部分季铵式结构转变成醇式或醛式结构,溶液颜色转变为棕色或黄色。

2. 巴马汀

盐酸盐为黄色结晶,m.p. 为 241 ℃,在冷水中溶解度比盐酸小檗碱大,易溶于热水和乙醇。

3. 药根碱

盐酸盐为黄色结晶,m.p. 为 206 ℃,在冷水中溶解度比盐酸小檗碱大,易溶于热水和乙醇。

一、目的与要求

(1) 掌握黄柏中小檗碱的提取分离原理和方法。

(2) 熟悉小檗碱的化学鉴定方法。

(3) 了解渗滤法、盐析法、结晶法和薄层色谱法的基本操作过程及注意事项。

二、基本原理

小檗碱为季铵碱,其游离型在水中溶解度较大,其盐酸盐在水中溶解度较小。利用小檗碱的溶解性及黄柏中含黏液质的特点,首先用石灰乳沉淀黏液质,用碱水提出小檗碱。再加盐酸,其转化为盐酸小檗碱沉淀析出。

三、提取

（1）称取黄柏粗粉 200 g,加入 1% 硫酸 600 mL,搅拌均匀,浸泡过夜,纱布过滤,得到提取液。

（2）取提取液加入石灰乳调节 pH 至 11~12,静置沉淀,用脱脂棉过滤。滤液用浓盐酸调节 pH 至 2~3,再加入溶液量 10% 的食盐,搅拌溶解后静置过夜,析出结晶,过滤得到盐酸小檗碱粗品。

（3）将盐酸小檗碱粗品放入 25 倍量的沸水中,水浴加热溶解,趁热滤过。滤液加浓盐酸调节 pH 至 2 左右,静置过夜,析出结晶。过滤,取得结晶置于 80 ℃下干燥,即得精制盐酸小檗碱。如图 3.25 所示。

四、鉴定

（1）取盐酸小檗碱（自制）约 50 mg 于 10 mL 试管中,加纯化水 5 mL,加热溶解,加入 2 滴 10% 氢氧化钠,显橙色。溶液冷却后,漏斗滤过,滤液中加入数滴丙酮即产生黄色丙酮小檗碱的沉淀。

（2）取盐酸小檗碱（自制）少许于 10 mL 试管中,加稀硫酸 2 mL 振摇半分钟溶解后（不会全溶）,加漂白粉少许,显樱红色。

（3）盐酸小檗碱的薄层色谱鉴定。

吸附剂:中性氧化铝（软板）。

展开剂:氯仿-甲醇（9∶1）。

显色剂:紫外灯下观察荧光或自然光下观察黄色斑点。

试样:0.1% 盐酸小檗碱乙醇液(自制)。

对照品:0.1%盐酸小檗碱乙醇液。

(4) 实验说明及注意事项:

① 实验原料尽可能选用小檗碱含量较高(1.37%～5.8%)的川黄柏。

② 加入氯化钠的目的是将小檗碱转化成盐酸盐并利用其盐析作用,降低盐酸小檗碱在水中的溶解度。其用量不宜超过 10%,否则溶液的比重增大,使盐酸小檗碱结晶呈悬浮状态而难以沉淀,要趁热滤过,防止盐酸小檗碱在滤过时析出结晶,使滤过困难,产量降低。

③ 中性氧化铝板自行制备,3 g 氧化铝加入 7 mL CMC-Na,铺成两块板。

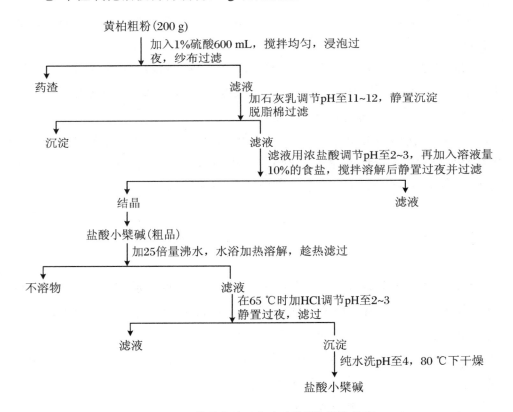

图 3.25 黄柏中盐酸小檗碱的提取分离流程

五、思考题

（1）怎样从黄柏中提取分离盐酸小檗碱？原理是什么？

（2）用薄层色谱法检识盐酸小檗碱时，为什么常选用氧化铝作吸附剂？如果选用硅胶作吸附剂，怎样操作才能得到较准确的结果？

实验 8.3　粉防己中汉防己甲素、乙素的提取、分离和鉴别

防己为防己科植物粉防己（*Stephania tetrandra* S. Moore）的干燥根。为常用中药。味苦、辛，性寒。具有祛风湿、止痛、利水消肿、泻下焦湿热等功效。防己总碱具有镇痛、消炎、降压、肌肉松弛以及抗菌、抗肿瘤作用，其中汉防己甲素作用最强，乙素镇痛作用只有甲素的一半。近年来研究表明：汉防己甲素对肺纤维及高血压、心绞痛等有良好疗效。

汉防己中生物碱含量高达 $2.3\% \sim 5.0\%$，其中主要为汉防己甲素（又称粉防己碱，tetrandrine），汉防己乙素（又称防己诺林碱，fangchineline），还含少量轮环藤酚碱（cyclanoline）。防己生物碱化学结构（图 3.26）及其理化性质：

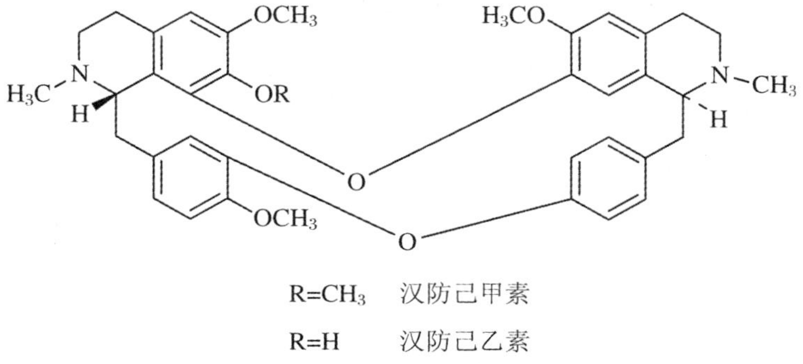

R=CH₃　汉防己甲素
R=H　汉防己乙素

图 3.26

1. 汉防己甲素（粉防己碱，tetrandrine）

分子式为 $C_{38}H_{42}N_2O_6$，在防己中的含量约为 1%，为无色针状结晶（乙醚），

m. p. 为 217～218 ℃。易溶于甲醇、乙醇、丙酮、氯仿,溶于乙醚、苯等有机溶剂,几乎不溶于水和石油醚。

2. 汉防己乙素(防己诺林碱,fangchinoline)

分子式 $C_{37}H_{40}N_2O_6$,在防己中的含量约为 0.5%,六面体粒状结晶(丙酮),m. p. 为 237～238 ℃。溶解度与粉防己碱相似,但因较粉防己碱多一个酚羟基,故极性较粉防己碱稍大,因此在冷苯中的溶解度小于粉防己碱,可利用此性质相互分离。

一、目的与要求

(1) 掌握生物碱的溶剂提取法和汉防己甲素与汉防己乙素的分离方法。

(2) 熟悉生物碱的一般理化性质及汉防己甲素和汉防己乙素的检识方法。

(3) 了解连续回流法(索氏提取器)、萃取法、结晶法等的基本操作过程及注意事项。

二、基本原理

本实验是根据汉防己甲素和汉防己乙素游离时难溶于水,易溶于氯仿,成盐后易溶于水,难溶于氯仿的性质提取得到总生物碱的。再利用两者在冷苯中的溶解度不同,使之相互分离。

三、提取分离

(一) 总生物碱的提取

称取防己粗粉 150 g,置于 1000 mL 圆底烧瓶中,加 95% 乙醇约 400 mL。水浴加热回流 1 h(加热期间振摇数次),滤出提取液,药渣再加 95% 乙醇约 300 mL,如上法再热提一次,滤去提取液,最后将瓶内药渣倒在布氏漏斗上抽滤压干,药渣弃去。合并两次乙醇提取液,放冷后如有絮状物析出,再抽滤一次,澄清液回收乙醇,浓缩至糖浆状无乙醇味为止,得乙醇总提取物。

（二）生物碱的分离

1. 亲脂性生物碱和亲水性生物碱的分离

将糖浆状总提取物移至大三角烧瓶中,逐渐加入 1% 盐酸稀释,充分搅拌使生物碱溶解,不溶物呈树脂状析出,直至加酸水溶液不再发生混浊为止(约需 300 mL),静置,倾出上清液,瓶底的树脂状杂质以 1% 盐酸少量分次洗涤,直至洗液对生物碱沉淀试剂反应微弱时为止。

合并洗液和滤液,静置片刻,抽滤得澄清滤液,置于 1000 mL 三角烧瓶中,滴加浓氨水 pH 至 9 左右,此时亲脂性叔胺碱游离析出(如有发热现象,设法冷却),待溶液冷却后,移至 1000 mL 的分液漏斗中,加氯仿 150 mL 振摇萃取。分取氯仿层,氨碱性水溶液再以新鲜氯仿萃取数次,每次用氯仿 100 mL,直至氯仿抽提液的生物碱反应微弱时止(检查时取少量氯仿抽提液置于表面皿上,待溶剂挥发干,残留物中加稀盐酸数滴使之溶解,再加生物碱沉淀试剂试之),合并氯仿液。

此氯仿液中含亲脂性叔胺碱,氯仿萃取过的氨碱性水溶液含亲水性季铵碱。后者取出少量,加盐酸酸化 pH 至 4～5,滴加雷氏铵盐饱和水溶液,观察有无沉淀出现。

2. 亲脂性碱中酚性和非酚性碱的分离

氯仿萃取液合并(300～400 mL)移至 1000 mL 的分液漏斗中,以 2% 氢氧化钠水溶液 40 mL,萃取 2 次,氯仿液再分别用水 20 mL,洗涤 2 次。分取氯仿层,加无水碳酸钾脱水干燥,过滤,滤液常压下回收氯仿。将氯仿全部蒸去,残留溶剂去瓶塞后挥干,得粗总非酚性生物碱。2% NaOH 提取液合并后取出少量,加盐酸酸化后进行生物碱反应。

注　汉防己乙素虽有酚羟基但不溶于 NaOH 水溶液,因而和非酚性生物碱一起在氯仿层中。

3. 叔胺生物碱的纯化

在盛有非酚性生物碱的圆底烧瓶中,加丙酮加热溶解,过滤,用热丙酮洗涤滤纸,滤液、洗液合并,回收丙酮至适量,放冷,加塞静置待结晶析出。析出完全后抽滤收集。母液再浓缩重复处理,尚可得结晶。合并数次结晶即为汉防己甲素和汉防己乙素的混合物。

4. 汉防己甲素和汉防己乙素的分离

苯冷浸法:取上述结晶状混合物碱称重,置于 50 mL 三角瓶中,加 5 倍量的苯冷浸,保持振摇,冷浸半小时后,过滤分开苯溶液和苯不溶物。苯溶液回收苯至尽,残留物以丙酮重结晶,得细针状结晶,为汉防己甲素。苯不溶物待挥发去残留的苯后,也用丙酮重结晶,可得粒状结晶,为汉防己乙素。如图 3.27 所示。

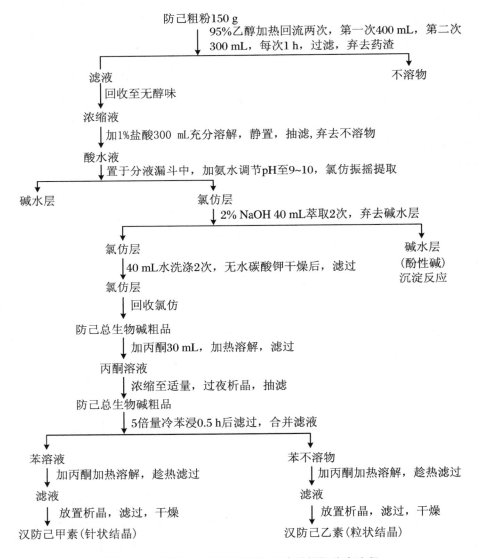

图 3.27　粉防己中汉防己甲素、乙素的提取分离流程

四、鉴定

（一）生物碱沉淀反应

取汉防己甲素的盐酸水溶液 8 mL 分别置于 4 支试管中,依次滴加下列试剂 2～3 滴,观察并记录有无沉淀产生及颜色变化:① 碘化铋钾试剂;② 碘化汞钾试剂;③ 碘-碘化钾试剂;④ 硅钨酸试剂。

（二）薄层色谱检识

薄层板:硅胶 G-CMC-Na 板。

试样:自制汉防己甲素乙醇溶液;自制汉防己乙素乙醇溶液。

对照品:汉防己甲素标准品乙醇溶液;汉防己乙素标准品乙醇溶液。

展开剂:氯仿-丙酮-甲醇(6:1:1)氨气饱和。

显色剂:喷雾改良碘化铋钾试剂。

（三）实验说明及注意事项

(1) 提取总生物碱时,回收乙醇至稀浸膏状即可,不宜过干,否则当加入 1%盐酸水溶液后,易结成胶状团块,影响提取效果。

(2) 两相溶剂萃取时,应注意不可用力振摇,而是将分液漏斗轻轻旋转摇动,以免产生乳化现象,影响分层,但萃取振摇的时间需适当延长。且不可因怕产生乳化现象而不敢振摇或为预防乳化现象产生而减少振摇的程度和时间,从而造成萃取分离不完全。要力求萃取完全,提尽生物碱,防止生物碱丢失过多而影响收得率。倘若发生严重乳化现象难以分层,可用以下方法解决:将难以分层的乳化液置于三角烧瓶中,取定性滤纸少许揉成蓬松的团块,放入乳化液中,用玻璃棒搅拌片刻后,乳化液中的黏稠物质被吸附在滤纸团的周围,从而削弱和破坏了乳化液的稳定性,克服了乳化现象,因而得到澄清溶液。然后滤过,必要时可再加入适量溶剂洗涤滤纸团,滤过,合并滤液即可。

（3）检查生物碱是否萃取完全的方法,通常采用薄层色谱、纸上斑点试验或生物碱沉淀反应。取最后一次氯仿萃取液数滴,水浴上蒸去溶剂,残留物加5%盐酸溶液 0.5 mL 溶解后,倾入试管中,加碘化铋钾试剂 1～2 滴,如无沉淀或无明显混浊,则表示生物碱已提取完全或基本被提取完全,否则应继续萃取。也可取最后一次氯仿萃取液 1 滴,滴于一薄层板或滤纸片上,干燥后,喷洒改良碘化铋钾试剂,观察有无红棕色斑点出现,若无红棕色斑点,则表示已萃取完全。

五、思考题

（1）汉防己甲素、汉防己乙素在结构与性质上有何异同点? 实验过程中,应怎样利用它们的共性及个性进行提取及分离? 请设计方案。

（2）分离水溶性与脂溶性生物碱的常用方法有哪些?

（3）萃取过程中怎样防止和消除乳化?

（王存琴）

实验 9　中药有效成分——萜类的提取

　　本实验以穿心莲为材料,介绍穿心莲中穿心莲内酯的提取、分离和鉴别。

　　穿心莲为爵床科穿心莲属植物穿心莲(*Andrographis paniculata*(Burm. F.)Nees)的全草或叶,又名一见喜、斩蛇剑、苦草、穿心莲。味苦,性寒。具有清热解毒、消肿、燥湿的作用,用于治疗感冒发热、咽喉肿痛、顿咳劳嗽、泄泻痢疾、热淋涩痛、毒蛇咬伤等症。

　　穿心莲中含有多种二萜内酯类化合物,主要为穿心莲内酯、新穿心莲内酯、去氧穿心莲内酯、脱水穿心莲内酯等(图 3.28),前两者具有明显的抗菌消炎作用。除此之外,穿心莲还含有穿心莲烷、穿心莲酮、黄酮类、皂苷类等。

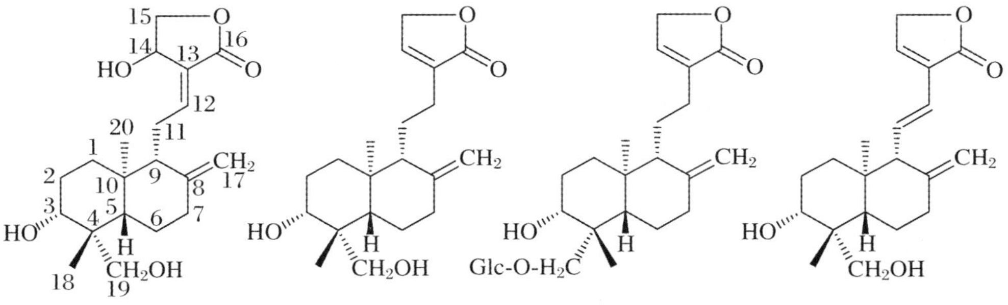

穿心莲内酯　　去氧穿心莲内酯　　新穿心莲内酯　　脱水穿心莲内酯

图 3.28

1. 穿心莲内酯(andrographolide)

　　穿心莲内酯又称穿心莲乙素。分子式为 $C_{20}H_{30}O_5$,分子量为 350.44。无色方形或长方形结晶,味极苦。m.p. 为 230～231 ℃,旋光度 $[\alpha]_D^{20}-126°$(冰醋酸),易溶于甲醇、乙醇、丙酮、吡啶,微溶于氯仿、乙醚,难溶于水、石油醚、苯。

2. 新穿心莲内酯(neoandrographolide)

　　新穿心莲内酯又称穿心莲丙素、穿心莲新苷。分子式为 $C_{26}H_{40}O_8$,分子量为 480.58。无色柱状结晶,无苦味。m.p. 为 167～168 ℃,旋光度 $[\alpha]_D^{20}+22.5°$

～＋45°（无水乙醇），易溶于甲醇、乙醇、丙酮、吡啶，微溶于水，较难溶于苯、乙醚、氯仿及石油醚。

3. 去氧穿心莲内酯（deoxyandrographolide）

去氧穿心莲内酯又称穿心莲甲素。分子式为 $C_{20}H_{30}O_4$，分子量为 334.44。无色片状（丙酮、乙醇或氯仿）或无色针状结晶（醋酸乙酯），味稍苦。m. p. 为175～176 ℃，旋光度 $[\alpha]_D^{20} + 20° \sim + 26°$（$c = 1\%$，氯仿），易溶于甲醇、乙醇、丙酮、吡啶、氯仿，可溶于乙醚，微溶于水。

4. 脱水穿心莲内酯（dehydroandrographolide）

分子式为 $C_{20}H_{28}O_4$，分子量为 332.42。无色针状结晶（30%或50%乙醇），m. p. 为 203～204 ℃。易溶于乙醇、丙酮，可溶于氯仿，微溶于苯，几不溶于水。

鉴于穿心莲内酯在水中的难溶性，将穿心莲内酯进行了磺化、亚硫酸氢钠加成和琥珀酸酐酯化等水溶性衍生物合成，克服了穿心莲内酯不溶于水的特性。目前已有针剂、粉针及冻干粉针等剂型，临床应用疗效良好，被誉为天然抗生素药物，对细菌性与病毒性上呼吸道感染及痢疾有特殊疗效。

一、目的与要求

（1）掌握从穿心莲中提取、分离穿心莲内酯的操作方法。

（2）了解去除叶绿素的方法。

（3）熟悉穿心莲内酯类成分的性质和检识方法。

二、基本原理

穿心莲内酯类成分易溶于甲醇、乙醇、丙酮等溶剂，可用乙醇为提取溶剂。但穿心莲中含有大量叶绿素，可用非极性多孔吸附剂——活性炭吸附去除叶绿素等脂溶性杂质。脱色后的提取液可经乙醇重结晶后得到总二萜内酯类化合物。又根据穿心莲内酯与去氧穿心莲内酯在氯仿中溶解度不同而进行分离。也可利用穿心莲内酯、去氧穿心莲内酯及新穿心莲内酯结构上的差异所表现的极性不同，用硅胶柱色谱分离。

三、药品材料与仪器

（1）穿心莲药材粗粉；穿心莲内酯对照品；乙醇；氯仿；丙酮；甲醇；粉末活性炭；硅胶（100～200 目）；氢氧化钠；氢氧化钾；亚硝酰铁氰化钠；3,5-二硝基苯甲酸。

（2）1000 mL 烧杯；500 mL 圆底烧瓶；500 mL、10 mL 玻璃量筒；冷凝管；试管；布氏漏斗；抽滤瓶；蒸发皿；滤纸；三角漏斗；层析柱；预制硅胶 G 板；点样毛细管；展开缸；喷雾瓶；标本缸；铁架台；十字架。

（3）中药粉碎机；电子天平；循环式真空泵；水浴锅；超声波清洗仪；电热鼓风干燥箱。

四、提取分离

（一）穿心莲总内酯的提取

取穿心莲药材粗粉 50 g，置于 500 mL 圆底烧瓶中，加 150 mL 无水乙醇，70 ℃ 加热 10 min 与超声 5 min 交替进行 4 次，抽滤，收集提取液，减压回收乙醇至 50 mL 左右。浓缩后提取液加粉末活性炭（加量为浓缩液的 10%～15%（W/V）），加热振摇 15 min，抽滤，并用少量热乙醇洗涤滤饼 2 次，合并滤液和洗涤液，置于水浴锅中 60 ℃ 挥干，剩余物用少量二氯甲烷溶解，得穿心莲总内酯粗品溶液，备用。

（二）穿心莲内酯的分离

硅胶（100～200 目）干法上样，加至色谱柱（Φ2 cm × 40 cm）2/3 高处，用 CH_2Cl_2 - CH_3OH（10∶1）冲淋 5 倍柱床体积。将上述制得的穿心莲总内酯粗品溶液缓慢上样至硅胶层析柱，后依次用 CH_2Cl_2 - CH_3OH（10∶1）、CH_2Cl_2 - CH_3OH（5∶1）、CH_2Cl_2 - CH_3OH（3∶1）各 40 mL 洗脱，洗脱液用试管分段收集（每管 8～10 mL）。收集液进行 TLC 检测，与对照品进行比较，将含有相同穿心莲内酯组分的试管合并,置于水浴锅中挥发至少量,放置析晶,滤集白色结晶,即为穿心莲内酯。如图 3.29 所示。

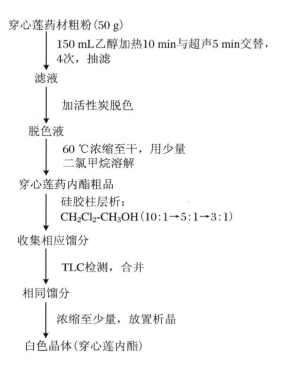

图 3.29　穿心莲中穿心莲内酯的提取分离流程

五、鉴定

（一）化学鉴别

（1）Legal 反应:取穿心莲内酯结晶体少许,加乙醇 1 mL 溶解,加 0.3% 亚硝酰铁氰化钠溶液 2 滴,10% 氢氧化钠溶液 1 滴,呈紫色。

（2）Kedde 反应:取穿心莲内酯结晶体少许,加乙醇 1 mL 溶解,加碱性 3,5-二硝基苯甲酸试剂 2 滴,呈紫色。

（二）薄层色谱鉴别

样品：① 自制穿心莲内酯乙醇溶液；② 穿心莲内酯对照品溶液。

薄层板：预制硅胶 G 色谱板。

展开剂：氯仿-甲醇（9：1）；氯仿-甲醇-正丁醇（2：2：1）。

显色剂：喷雾 Kedde 试剂，加热显色。

注　3,5-二硝基苯甲酸（Kedde）试剂配制方法：① 甲液：2% 3,5-二硝基苯甲酸甲醇液；② 乙液：2 mol/L 氢氧化钾甲醇溶液。应用前甲、乙两液等量混合。

比较供试品穿心莲内酯与对照品的薄层色谱图。

六、实验说明及注意事项

（1）穿心莲内酯类化合物为二萜类内酯，性质极不稳定，易氧化、聚合而树脂化。因此提取所用的穿心莲应是当年产的新药材，并且是未受潮变质的茎叶部分，否则内酯含量明显下降至极低，难以提取得到。

（2）提取时，用热乙醇加热回流提取穿心莲总内酯，能同时提出大量穿心莲中的叶绿素、树脂以及无机盐等杂质。使其析晶和精制较为困难，因此本实验用冷浸法和超声波振荡法提取。

（3）以超声波振荡法提取省时，浓缩析晶时脂溶性杂质少，易得到黄色结晶，得率高。

（4）穿心莲内酯的析晶宜在含乙醇量稍高的情况下进行，此时晶形与结晶的纯度都较好。当溶液的含水量较高，或黏稠度太大时，往往不易析出结晶。

七、思考题

（1）叶绿素除用活性炭吸附法去除外，还可采用哪些方法去除？

（2）穿心莲总内酯的分离可采用哪些方法？试比较各种方法的优缺点。

（2）Legal 反应和 Kedde 反应的机理是什么？什么样的结构才有阳性

反应?

　　(4) 根据穿心莲内酯、新穿心莲内酯、去氧穿心莲内酯、脱水穿心莲内酯的分子结构判断它们的极性强弱,并推测它们在硅胶薄层上的比移值大小。

　　(5) 以穿心莲内酯为前体,设计其他结构改造或修饰的路线。

(陆维丽)

实验 10　中药有效成分——多糖的提取

本实验以茯苓为材料，介绍茯苓中多糖的提取、分离及鉴别。

茯苓为多孔菌科真菌茯苓（*Poria cocos*（Schw.）Wolf）的干燥菌核。具有利水渗湿、健脾、宁心之功效，主要用于水肿尿少、痰饮眩悸、脾虚食少、便溏泄泻、心神不安、惊悸失眠等症。

茯苓多糖是茯苓的主要有效成分。具有抗炎症、抗氧化损伤和免疫调节等多个方面的生物活性。近代临床及药理研究表明，茯苓多糖具有很好的抗肿瘤作用，该糖具有增强巨噬细胞和 T 淋巴细胞的细胞毒作用，还能增强细胞的免疫反应并激活机体对肿瘤的免疫监视系统，其机制与激活补体有关。茯苓多糖分为水溶性多糖和碱溶性多糖，其结构是 50 个 β-(1→3)结合的葡萄糖单位，每个 β-(1→5)结合的葡萄糖基支链与 1～2 个 β-(1→6)结合的葡萄糖基间隔。

一、目的与要求

（1）掌握回流提取茯苓多糖的方法以及纯化分离操作。

（2）学会用分光光度法测定茯苓多糖含量的操作方法。

二、基本原理

多糖在强酸作用下水解生成单糖，并迅速脱水生成糠醛，糠醛与酚性物质如苯酚缩合成有色化合物，反应迅速，完全，有色物质稳定，并且有色物生成量与多糖浓度存在定量关系，这样用分光光度法在适当波长处可以得到多糖含量。本法简便快速，易行。

三、提取分离

取新鲜茯苓,去表皮,切块,干燥,粉碎,过 60 目筛得茯苓粉末。取茯苓粉末约 1 g,精密称定,置具塞锥形瓶中,加 25 mL 石油醚于 70 ℃水浴中回流 2 h,冷却,过滤,滤渣干燥后加 0.1 mol/L NaOH 溶液 100 mL,搅拌 1 h(<5 ℃),以 3500 r/min 离心 15 min,取上清液。上清液用 10%冰醋酸溶液调节 pH 至 5~6,使其成糊状,离心,弃上清液,残留物置透析袋中,用蒸馏水洗涤 12 h,离心得白色胶状沉淀,即为茯苓多糖。如图 3.30 所示。

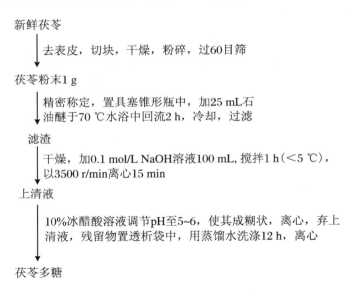

图 3.30　茯苓中茯苓多糖提取分离流程

四、含量测定

(一) 供试品溶液的制备

取上述方法制得茯苓多糖,将其置于 200 mL 量瓶中,加水溶解至刻度,缓慢搅匀,精密量取 0.5 mL,置于 10 mL 量瓶中,加水稀释至刻度,即得。

（二）对照品溶液的制备

取葡萄糖标准品适量，精密称定，置棕色量瓶中，加水制成每 1 mL 含 200 μg 的溶液，作为贮备液，即得。

（三）测定方法

取对照品和供试品溶液 1.0 mL，加入 5% 苯酚溶液 1.75 mL，摇匀，缓慢加入浓硫酸 6.0 mL，迅速摇匀，室温放置 40 min，在紫外-可见分光光度计 490 nm 的波长处测定吸光度。

（四）线性关系考察

分别精密量取 40 μg/mL、80 μg/mL、120 μg/mL、160 μg/mL、200 μg/mL 的对照品溶液 2.0 mL，按第三步测定法测定吸光度，以浓度（C）对吸光度（A）进行线性回归，即可得到线性回归方程。

（五）含量计算

将测得的供试品溶液的吸光度代入第四步获得的线性回归方程中，即可得到茯苓多糖的含量。

五、思考题

（1）从茯苓中提取多糖的原理是什么？
（2）茯苓多糖的提取方法除了回流法还有什么方法？

（张晴晴）

实验 11　绞股蓝总皂苷的提取及其制剂鉴别

绞股蓝为葫芦科植物绞股蓝（*Gynostemma pentaphyllum*（Thunb.）Makjno)的根茎或全草，又名五叶参、七叶胆、甘茶蔓，为多年生草质藤本植物。性寒，味甜，无毒。绞股蓝含有 80 多种绞股蓝皂苷，其中人参皂苷的含量是人参的 8 倍，总皂苷含量是人参的 3 倍。绞股蓝皂苷与人参皂苷作用相似，且无过量服用的副作用，是一种新的药食两用植物资源。祖国医学认为绞股蓝具有清热解毒、祛痰止咳、镇静安神、益气强身的功效。现代药学研究证实绞股蓝皂苷还有降血脂、降血糖、抗溃疡、抗肿瘤、抗疲劳、抗衰老、保肝及增强免疫功能等作用。绞股蓝已经工业提取，广泛用于食品、饮料、药品中。在抗衰老、抗疲劳、降低血脂、促进细胞新陈代谢、强壮补益、调理神经等方面有较好效果。

绞股蓝皂苷主要为四环三萜的达玛烷型结构，其中 6 种与人参皂苷相同，绞股蓝皂苷 3、4、8、12 分别与人参皂苷 Rb_1、Rb_3、Rd、Rf 在化学结构上完全相同，绞股蓝皂苷分子中通常含有多分子糖，其极性强。有较好的水溶性。其主要成分的结构（图 3.31）与理化性质如下：

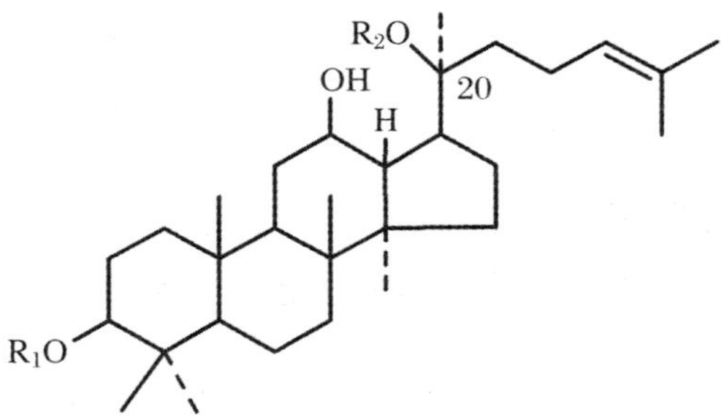

	R_1	R_2
Rb_1	$-glc\ \overset{2}{-}\ glc$	$-glc\ \overset{6}{-}\ glc$

人参皂苷 Rb_1

图 3.31

人参皂苷 Rb_1 为白色无定形粉末或无色结晶，m. p. 为 195～197 ℃，旋光度 $[\alpha]_D^{20} + 13.0°(c1.1,MeOH)$。味微甘苦，具有吸湿性，一般对酸不稳定，弱酸下即可水解，但在水解后得不到真正的原形皂苷元，易溶于水、甲醇、乙醇，可溶于正丁醇、乙酸、乙酸乙酯，不溶于乙醚、苯。多呈右旋，水溶液振摇产生强烈泡沫。

一、目的与要求

（1）掌握绞股蓝总皂苷的提取纯化方法。

（2）熟悉绞股蓝皂苷制剂的制备。

（3）熟悉绞股蓝皂苷及其制剂的鉴定方法。

二、基本原理

绞股蓝总皂苷有较好的水溶性，可用水为提取溶剂。

三、提取及其制剂制备

（一）绞股蓝总皂苷的提取纯化

绞股蓝 100 g，剪碎，加入 6 倍的 70%乙醇回流提取 3 次，每次 1.5 h，用棉花过滤，合并滤液，浓缩至无乙醇味，加水稀释至 600 mL，煮沸，冷却后过滤，取滤液为大孔吸附树脂柱上样液。上样液以 1 mL/min 的流速上于已处理好的 HP20 大孔树脂柱，上样流出液弃去，上样完毕后，用水以 2 mL/min 的流速反复洗脱除去糖分，直至经 Molish 反应检测无糖为止，洗脱液弃去。用 4 个柱体积的 20%乙醇以 2 mL/min 的流速洗脱除去杂质，洗脱液弃去。用 8 个柱体积的 70%乙醇以 2 mL/min 的流速洗脱，收集洗脱液至无绞股蓝皂苷洗出（薄层色谱法检查：硅胶 H‑CMC‑Na 板，正丁醇‑乙酸乙酯‑水（4∶1∶5）上层，5%磷钼酸乙醇液，110 ℃ 显色），将收集的 65%乙醇洗脱液减压浓缩至膏状，在

60 ℃进行减压干燥,得绞股蓝总皂苷。

(二)绞股蓝皂苷制剂的制备

加入干燥的淀粉,按照干浸膏-干燥淀粉(1∶2)充分搅拌混匀,过 60 目筛,用 95%乙醇作润湿剂,制成软材,过 20 目筛制粒,在 80 ℃下干燥,整粒,分装,即得。如图 3.32 所示。

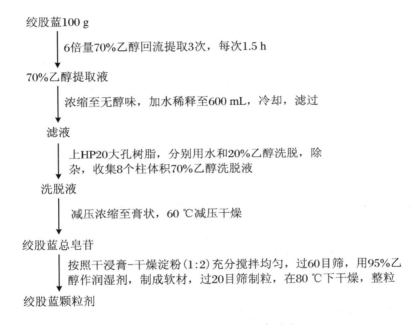

图 3.32　绞股蓝颗粒剂制备流程

四、鉴定

(一)绞股蓝总皂苷的呈色反应

1. 醋酐-浓硫酸反应

取绞股蓝总皂苷少许,置于蒸发皿中,滴加冰醋酸 1 mL 溶解,再加 1 mL 醋酐,然后于溶液边沿滴加浓硫酸,观察颜色变化。

2. Molish 反应

取绞股蓝总皂苷少许于试管中,加乙醇 1 mL 溶解,滴加 l mL α-萘酚试剂,然后沿试管壁加入 2 mL 硫酸,不要摇动,观察两液交界面的颜色。

(二)绞股蓝总皂苷薄层色谱鉴别

薄层板:硅胶板。

点样:绞股蓝皂苷甲醇液、人参皂苷 Rb_1 对照品乙醇液。

展开剂:正丁醇-乙酸乙酯-水(4∶1∶5,上层)。

展开方式:上行展开。

显色剂:10%硫酸乙醇溶液,喷后 105 ℃加热至斑点显色清晰。

观察记录:显色前后置于日光及紫外光灯(365 nm)下检视,观察斑点颜色及位置,记录图谱。

(三)制剂色谱鉴别——绞股蓝颗粒剂中总皂苷的薄层色谱鉴别

本品为绞股蓝浸膏加入淀粉等辅料制成的颗粒剂。

1. 预处理

(1)供试液制备:取本品颗粒 1 g,加适量甲醇超声溶解,吸取上清液,作为供试品溶液。

(2)对照液制备:取人参皂苷 Rb_1 对照品,加甲醇制成每 1 mL 含 2 mg 的混合溶液。

2. 绞股蓝颗粒剂薄层色谱鉴别

薄层板:硅胶 G 薄层板 5 cm×15 cm。

点样:供试液、对照液各 10 μL。

展开剂:正丁醇-乙酸乙酯-水(4∶1∶5,上层)。

展开方式:上行展开约 12 cm。

显色剂:10%硫酸乙醇溶液,喷后 105 ℃加热至斑点显色清晰。

观察记录:记录斑点位置和颜色。

五、思考题

（1）大孔吸附树脂纯化皂苷的原理是什么？它还可用于哪些成分的纯化？

（2）三萜类化合物还有哪些呈色反应？

（王国凯　刘劲松）

第4章 中药化学成分各类性质实验和系统预试验

实验 12 各类成分性质实验

一、目的与要求

(1) 学习和了解各类成分定性的一般方法和鉴定的基本原则。

(2) 熟悉中药中各类成分的特征反应,为中药预实验打下基础。

二、实验操作

(一) 挥发油的点滴反应

(1) 供试液:薄荷油、陈皮油。

(2) 操作如下:取 2.5 cm×7.5 cm 的硅胶 CMC 黏合薄层板一块,用铅笔轻轻划成如图 4.1 所示的格子(0.5 cm×0.5 cm)。

用毛细管将试液薄荷油(甲)、陈皮油(乙),分别点在相应的格子里,然后再用毛细管分别按顺序点加试剂:

① 0.5%香草醛-浓硫酸。

② 1%三氯化铁溶液。

③ 2,4-二硝基苯肼。

④ 碱性高锰酸钾试剂。

⑤ 溴酚蓝。

⑥ 氨性硝酸银。

试剂 检液	1	2	3	4	5	6
陈皮油						
薄荷油						
空白对照						

图 4.1

（3）观察颜色变化情况，并记录、分析结果。

（二）鞣质的反应

（1）取 6 支试管分别加入五倍子的水溶液 1 mL，然后按顺序加入下列试剂：

① 氯化钠-明胶试剂 1～2 滴。

② 新配饱和石灰水试剂 3～5 滴。

③ 1%三氯化铁试剂 1～2 滴。

④ 0.2%盐酸小檗碱溶液 3～5 滴。

⑤ 溴水试剂 1～2 滴。

⑥ 醋酸铅试剂 1～2 滴。

混合均匀，观察试管内是否产生沉淀，以及沉淀的颜色。

（2）取 6 支试管分别加入茶叶水溶液各 1 mL，按上述方法进行操作，注意观察反应结果，与五倍子水溶液有何不同。

（三）有机酸反应

1. pH 试纸反应

取五倍子乙醇溶液，用广泛 pH 试纸试之，pH 小于 6 时表示可能含有有机酸。

2. 溴酚蓝反应

将五倍子乙醇溶液滴在滤纸上或硅胶 CMC 薄层上,再滴加 0.1%溴酚蓝试剂,立即在蓝色的背景上显黄色斑点,表示有有机酸。

(四)蛋白质及氨基酸的性质反应

1. 双缩脲反应

取明胶-氯化钠溶液 1 mL,加 1～2 滴碱式硫酸铜试剂(1%硫酸铜溶液与 40%氢氧化钠溶液等量混合),或先加 1～2 滴 40%氢氧化钠溶液混合均匀,然后逐滴加入 0.5%硫酸铜溶液,边加边振摇,如出现紫、红或紫红色表明含有多肽或蛋白质类成分。

2. 茚三酮反应

取板蓝根水溶液 1 mL,加入 2～3 滴茚三酮试液,置于沸水浴中加热 3～5 min,呈现红色、棕色、蓝紫色说明有氨基酸、多肽、蛋白质存在。

(五)氰苷的检识反应

1. 苦味酸钠试纸反应

取苦杏仁粉末 0.5 g,放入带塞试管中,加入 5 mL 15%硫酸溶液,充分混合,在试管口放入一条浸过苦味酸钠溶液(将 1%苦味酸钠水溶液加热到 60 ℃后加入 10%碳酸钠溶液,使其呈碱性,将滤纸浸入。临用时烘干滤纸即可)的试纸,塞紧但滤纸不要接近溶液,将试管在沸水浴中加热 10～30 min,如纸条由黄色转变为砖红色提示含有氰苷。

(六)香豆精及其内酯的性质反应

香豆精类化合物上有内酯环结构,遇苛性碱水溶液,内酯环破裂,生成羟基羧酸盐类而溶于水,遇酸又可环合生成原来的香豆精化合物,不溶于水而沉淀析出,具有内酯结构的化合物还可与异羟肟酸铁反应而成紫红色。

香豆精类化合物的酚羟基邻、对位没有其他取代基时,可与重氮化试剂反应,生成偶氮化合物而显红色,此类化合物大多具有荧光,特别是在碱性溶液中荧光更为显著。

1. 荧光反应

取分析液滴于滤纸上或硅胶 CMC 黏合薄层板上，干后，于荧光灯下观察，如有香豆精化合物，应呈天蓝色至黄绿色荧光，加 10% NaOH 溶液 1 滴，再在荧光灯下观察，结果荧光增强。

2. 异羟肟酸铁反应

（1）取 1%香豆精乙醇液 1 mL，加 2～3 滴盐酸羟胺甲醇液，随后加入 10% KOH 甲醇液，使之呈碱性。在水浴中加热，冷后再以稀盐酸调节 pH 呈酸性，最后加 1～2 滴 1%三氯化铁溶液，则有紫红色产生。

（2）1%秦皮乙素试验方法同香豆精乙醇溶液，观察反应后产生何种颜色。

3. 酚羟基反应

（1）取 2 支试管，一支加 1 mL 1%香豆精乙醇溶液，另一支加入 1 mL 1%秦皮乙素乙醇溶液，分别在这两支试管内加入 1～2 滴 1%氯化铁溶液，振摇观察。如有红、绿或蓝色产生，证明有酚羟基存在。

（2）取 2 mL 秦皮乙素乙醇液，加等量的 5%碳酸钠溶液，在沸水浴中加热至沸腾，冷却后，加新鲜配制的重氮化剂呈红色。

4. 内酯化合物的开环与闭环反应

取香豆精的混悬液 1 mL，加入 10% NaOH 2～3 滴，在沸水浴中加热 3～4 min，得一澄清溶液，再加入稀盐酸溶液 1～2 滴，溶液又变混浊，说明有内酯类化合物存在。

（七）强心苷的鉴别试验

强心苷的苷元环戊烷骈多氢菲的 C_{17} 位上连接的是 α、β-五元不饱和内酯环，可以发生 Kedde 反应和 Baljet 反应。绝大多数强心苷类有 α-去氧糖，因而可用 Keller-Kiliani 反应给予鉴别。

1. Kedde 反应

取检液 1 mL，加入等量新鲜配制的 3,5-二硝基苯甲酸试剂 1～2 滴，立即显红色或紫色反应。

2. Baljet 反应

取检液 1 mL，加入等量新鲜配制的苦味酸的碱试剂，数分钟后，显橙红色。

3. Keller-Kiliani 反应

取检液数毫升于蒸发器中,置于水浴中蒸干,加 0.5% 三氯化铁冰醋酸溶液 2 mL 溶解残渣,倾于干燥小试管中,再沿管壁缓缓加入等体积浓硫酸,呈现两层界面,界面处呈棕色(由苷元所致),冰醋酸层渐变为浅绿色或蓝色(由苷元所致),冰醋酸层渐变为浅绿色或蓝色(由 α-去氧糖所致)。

(八) 皂苷的鉴别试验

皂苷的水溶液振摇时可产生大量持久性蜂窝状的泡沫,皂苷的水溶液能破坏红细胞,具有溶血作用。这是皂苷的共同性质,而皂苷又分为甾体皂苷和三萜皂苷两大类型,它们可以根据在碱性、酸性情况下产生泡沫多少的差异加以区别:三萜皂苷在碱性中不能形成较稳定的泡沫,而甾体皂苷在碱性情况下产生的泡沫较酸性产生的泡沫多。

1. 泡沫试验

取三支试管,各加入三萜皂苷水溶液 2 mL,第一支加入 5% NaOH 溶液 2 mL,第二支加 5% HCl 溶液 2 mL,第三支不加酸也不加碱,将三支试管在同样条件下剧烈振摇 5~10 min,观察三支试管泡沫情况。记录各支试管产生泡沫量的多少(持续时间可达 10 分钟泡沫不消失);含酸试管和含碱试管产生的泡沫有何差异;将未加酸未加碱的试管加热后振摇,观察是否有泡沫,为什么?

2. 溶血试验

取皂苷水溶液数毫升置于蒸发器中,在水浴中小心蒸干,加入生理盐水 2 mL 溶解残渣,并将溶液倒入试管内,于试管内加入等体积红细胞混悬液,充分摇匀,观察溶血现象。

全溶:试管中溶液透明,为鲜红色,管底无红色沉淀物。

不溶:试管中溶液透明,为无色,管底沉着红细胞,振摇立即发生混浊。若试管中不透明,但管底没有沉淀(与血球混悬液无区别),也为不溶血。

半溶:试管中溶液呈浅红色,管底有部分红色沉淀物。

(张　伟)

实验 13　中药化学成分的预实验

一、目的与要求

（1）掌握中药主要成分试管预实验及纸层、薄层预试的一般方法。

（2）了解未知成分的中药怎样进行初步分离，根据各类化合物的性质，判断该味中药应含有什么类型的成分。

二、实验方法

利用中药成分在各种溶剂中溶解度的不同，一般可采用以下 3 种溶剂分别提取，进行实验。

（一）水浸液

取中药粗粉 5 g 加水 60 mL，在 50～60 ℃的水浴中加热 1 h，过滤，取滤液用表 4.1 中的试剂进行以下实验。

表 4.1

种类	试剂名称	反应结果
糖	＊酚醛缩合反应	
	＊费林试剂	
有机酸	△ pH 试纸检查	
	△溴酚绿试剂	
酚类	△1%三氯化铁试剂	
鞣质	△1%三氯化铁试剂	
	＊明胶试剂	

种类	试剂名称	反应结果
氨基酸	△ 茚三酮试剂	
蛋白质	* 双缩脲反应	
	* 酚醛缩合反应	
苷类或多糖	* 加 6 mol/L HCl 酸化,加热煮沸数分钟,冷后仔细观察	
	* 费林试验,观察水解前后 Cu_2O 沉淀量	
皂苷	* 泡沫试验	
生物碱	* 碘化铋钾试剂	
	* 硅钨酸试剂	

注:* 在试管中进行,△ 在滤纸或硅胶- CMC-Na 薄层板上进行。

(二) 乙醇提取液

取中药粗粉 10 g,加 5~12 倍 95%乙醇,在水浴上加热回流 1 h,过滤,滤液留 2 mL 做表 4.2 中的试验,其余浓缩成浸膏,浸膏分为两部分:一部分加少量 2% HCl 溶解过滤;分出酸液,做表 4.3 中的实验,附在滤纸上的残渣再以少量乙醇溶解,做表 4.4 中的实验。另一部分浸膏复以少量的乙酸乙酯溶解,溶液置于分液漏斗中,加适量 5% NaOH 振摇,使酚性物及有机酸等转入下层 NaOH 水溶液中,剩下的乙酸乙酯为中性部分,用蒸馏水洗至中性即可,备用,将乙酸乙酯液 2~3 mL,在水浴上蒸干,以 1~2 mL 乙醇溶解,做表 4.5 中的实验。

如原料为叶类药材,含有很多叶绿素,可将药材用 95%乙醇回流提取后的浸出液,加水稀释成 70%的浓度,置于分液漏斗中,加等量的石油醚萃取叶绿素,分出乙醇液,再按上法做预实验。

表 4. 2

检查项目	酚类	鞣质	有机酸
试剂名称	△ 1% $FeCl_3$	△ 1% $FeCl_3$	△ 溴甲酚绿试剂
结果			

注:* 在试管中进行,△ 在滤纸或硅胶- CMC-Na 薄层板上进行。

表 4.3

检查项目	生物碱
试剂名称	* 碘化铋钾试剂 * 硅钨酸试剂 * 鞣酸试剂 * 苦味酸试剂
结果	

注:* 在试管中进行,△ 在滤纸或硅胶-CMC-Na 薄层板上进行。

表 4.4

检查项目	黄酮	蒽醌
试剂名称	△ 1% AlCl$_3$ 试剂 * 盐酸-镁粉反应	△ 10% KOH 液 △ 0.5% Mg(Ac)$_2$ 试剂 △ 氨水熏蒸
结果		

注:* 在试管中进行,△ 在滤纸或硅胶-CMC-Na 薄层板上进行。

表 4.5

检查项目	香豆素与萜类内酯	强心苷
试剂名称	* 开环与闭环反应 △ 氨基安替比林-铁氰化钾呈色反应 △ 羟胺反应	△ Kedde 试剂 △ 三氯乙酸试剂 * 苦味酸试剂
结果		

注:* 在试管中进行,△ 在滤纸或硅胶-CMC-Na 薄层板上进行。

(三) 石油醚提取液

取中药粗粉 1 g,加 10 mL 石油醚(沸程 60~90 ℃),放置 2~3 h,过滤,滤液置于表面皿上任其挥发,残留物用表 4.6 中的试剂进行试验。

表 4.6

检查项目	甾体或三萜类	挥发油和油脂
方法和试验	＊醋酐-浓硫酸试验 △25%磷钼酸试剂	石油醚提取液滴于滤纸片上，观察有无油斑，在加热后能否挥发
结果		

注：＊在试管中进行，△在滤纸或硅胶-CMC-Na 薄层板上进行。

（四）氰苷的检查

取中药粗粉 0.2 g，置于试管中，加入 3～5 mL 15%硫酸溶液，摇匀混合，在试管口置一条浸过苦味酸钠盐的滤纸条，然后塞紧试管口（滤纸不要接触溶液），试管于沸水浴中加热十几分钟，如纸条呈红色表示有氰苷。

（五）薄层色谱或纸色谱试验

中药化学成分的预试验，除上述颜色反应及沉淀反应外，如能配合薄层色谱（TLC）或纸色谱（PC）法，不仅可以减少成分的相互干扰，而且可以根据其极性及溶解性能（通过展开剂及 R_f 值判断）较为正确地判断中药中所含的化学成分的类型。

各类化学成分的薄层色谱或纸色谱预试条件如表 4.7 所示，尚可根据具体对象适当调整展开剂的比例。

表 4.7

化合物类别	色谱种类	展开条件	检出试剂
酚类化合物	TLC-硅胶	氯仿-丙酮（8:2）	三氯化铁
有机酸	TLC-硅胶	氯仿-丙酮-甲醇-乙酸 （7:2:1.5:0.5）	溴甲酚绿
氨基酸	PC	正丁醇-乙酸-水（4:1:5，上层） 酚以水饱和	茚三酮
生物碱	TLC-硅胶	氯仿-甲醇（9:1）氨水熏蒸	改良碘化铋钾

化合物类别	色谱种类	展开条件	检出试剂
强心苷	PC 滑石粉-TLC (甲酰胺为固定相)	氯仿-丙酮-甲醇-甲酰胺 (8:2:0.5:0.5)	咕吨氢醇
甾体、三萜	TLC-硅胶	氯仿-丙酮(8:2)	硫酸-醋酐 5%硫酸乙醇
蒽醌	TLC-硅胶	环己烷-乙酸乙酯(7:3)	氨水(熏蒸)
挥发油	TLC-硅胶	石油醚 石油醚-乙酸乙酯(85:15)	香草醛-浓硫酸
香豆素	TLC-硅胶	正丁醇-乙酸-水(4:1:1)	5%KOH甲醇液(喷 后紫光灯下看荧光)
黄酮苷及苷元	PC	乙酸-水(15:85) 正丁醇-乙酸-水(4:1:1)	三氯化铝
糖	PC	正丁醇-醋酸-水(4:1:1) 乙酸乙酯-吡啶-水(2:1:2)	苯胺-邻苯二甲酸 试剂

附录 1　常用有机溶剂的物理常数 与精制方法

一、石油醚

b. p. : 30～60 ℃ , 60～90 ℃ , 90～120 ℃ ; d_4^{20} : 0. 634～0. 666 g/cm³ , ε(介电常数):1～2。

石油馏分之一,主要是饱和脂肪烃类(主要是戊烷和己烷)的混合物,并常含有芳香族等不饱和烃类化合物。能与空气形成爆炸性混合物。

精制方法:工业规格石油醚用浓硫酸(80 mL/L),洗涤数次,再用少量稀 NaOH 水溶液洗,后用水洗至中性,无水氯化钙干燥,重蒸,按沸程收集。

二、苯

b. p. :80.1 ℃ ;m. p. :5.5 ℃ ; d_4^{20} :0.879 g/cm³ ;ε:2.3。

精制方法:取工业规格的苯 1 L,每次加入 80 mL 硫酸,室温下强烈搅拌 30 min,静置后弃去下层硫酸液,反复操作,至硫酸层呈色较浅时为止。经水洗涤数次,用 10%碳酸钠溶液,水依次洗后,用无水氯化钙(硫酸钙)脱水,重蒸,即得精制品。

无水苯的制备:利用恒沸点蒸馏法,弃去开始的 10%馏出液,反复加入新鲜的钠丝除水,直到再也没有氢气产生为止,过滤蒸馏。

三、氯仿

b.p.：61.2 ℃；d_4^{20}：1.484 g/cm^3；ε：5.20。

精制方法：普通氯仿含有 0.5%～1% 的乙醇作稳定剂，可用稀 NaOH 洗涤，再以水洗，无水氯化钙（或碳酸钾）干燥，重蒸。

四、乙酸乙酯

b.p.：77.1 ℃；d_4^{20}：0.902 g/cm^3；ε：6.1。

精制方法：常见的杂质为水、乙醇和乙酸。工业用乙酸乙酯用 5% 碳酸钠溶液洗 1～2 次后，用饱和氯化钙溶液洗，再用无水氯化钙脱水干燥，重蒸即可。

1 L 98% 乙酸乙酯中加入 100 mL 醋酐，0.5 mL 硫酸，回流 4 h，分馏。蒸馏液用 20 g 无水碳酸钾振摇，重蒸，纯度可达 99.7%。

五、丙酮

b.p.：56.2 ℃；d_4^{20}：0.79 g/cm^3；ε：21.5。

精制方法：工业用丙酮常含醛、酮、有机酸。加 1% 高锰酸钾，摇匀，放置 1～2 d（或回流 4 h），以紫色不褪为度，冷却后过滤，以无水碳酸钾（或硫酸钠）干燥，过滤，重蒸即可。

六、乙醇

b.p.：78.5 ℃；d_4^{20}：0.89 g/cm^3；ε：26.0。

常见的杂质为水、丙酮、甲醛等。

精制方法：工业乙醇用生石灰加热回流 2～4 h，放置过夜，蒸馏，可得 99.5% 无水乙醇。

七、甲醇

b. p. : 64.6 ℃；d_4^{20} : 0.79 g/cm³；ε : 31.2。

精制方法：可能存在的杂质为水、丙酮、甲醛、乙醇及甲基甲酰胺等。含水量低于 0.5% 的甲醇，经重蒸可去水；含水量低于 0.01%，用分馏法或用 4A 分子筛干燥；含有醛酮者，可用高锰酸钾大致测定醛酮含量，加过量的盐酸羟胺，回流 4 h 重蒸。

八、正丁醇

b. p. : 117.7 ℃；d_4^{20} : 0.81 g/cm³；ε : 17.5。

精制方法：所含水分用无水碳酸钾（无水硫酸镁、生石灰、固体氢氧化钠或分子筛等）干燥后重蒸。

九、乙醚

b. p. : 34.6 ℃；d_4^{20} : 0.71 g/cm³；ε : 4.3。

精制方法：杂质多为水、乙醇、过氧化物、醛等，可用下述方法精制除去：

（1）去过氧化物及醛：1 L 加硫酸亚铁溶液（6 g FeSO₄ + 6 mL H₂SO₄ + 10 mL H₂O 配制）5~10 mL，或 10% 亚硫酸氢钠溶液 50~100 mL，置分液漏斗中萃取，水洗，无水氯化钙干燥 24 h 后，过滤，进一步用钠丝干燥，使用前重蒸。

（2）去少量醇：在乙醚中加入少量的高锰酸钾粉末及固体氢氧化钠 10 g 左右，放置数小时后，氢氧化钠表面如有棕色树脂状物质生成，可重复此操作，至不再有棕色物为止，过滤，加无水氯化钙干燥，过滤，重蒸。

（3）通过活化的氧化铝干燥乙醚（80 g/700 mL）。

十、吡啶

b.p.:115.6 ℃；d_4^{20}:0.98 g/cm³；ε:12.4。

精制方法:用固体氢氧化钾(或 4A 分子筛)长时间干燥后重蒸。

十一、四氢呋喃

b.p.:66 ℃；d_4^{20}:0.89 g/cm³；ε:7.6。

精制方法:处理前先取少量与碘化钾水溶液混合,若出现游离碘的颜色,则表示有过氧化物。可加 0.3%的氯化亚铜,回流 30 min 后(若无过氧化物,则可略去上述步骤),蒸馏,收集中间馏分,再用金属钠(或分子筛)干燥后重蒸。

十二、乙酸

b.p.:118.1 ℃；m.p.:16.6 ℃；d_4^{20}:1.05 g/cm³；ε:6.2。

精制方法:加入适量乙酸酐(或冰乙酸),冷至 0～10 ℃,滤取凝固的冰乙酸,液化后再冷冻 1 次即可除去水分。与 2%三氧化铬共热(或与 2%～5%高锰酸钾回流 2～6 h),分馏,可除去还原性物质。

附录 2 中药化学常用试剂及配制方法

一、生物碱沉淀试剂

1. 碘化铋钾(Dragendorff)试剂

取次硝酸铋(碱式硝酸铋)8 g 溶于 30%硝酸(相对密度 1.18)17 mL 中,在搅拌下慢慢加入碘化钾水溶液(27 g KI 溶于 20 mL 水),静置一夜,取上清液,加蒸馏水稀释至 100 mL。

改良的碘化铋钾试剂:

甲液:0.85 g 次硝酸铋溶于 10 mL 冰醋酸,加水 40 mL。

乙液:8 g 碘化钾溶于 20 mL 水中。

溶液甲和乙等量混合,于棕色瓶中可以保存较长时间,可作沉淀试剂用;如作色谱显色剂用,则取上述混合液 1 mL,与醋酸 2 mL、水 10 mL 混合即得。

目前市场上碘化铋钾试剂可直接供配制:7.3 g 碘化铋钾,10 mL 冰醋酸,加蒸馏水 60 mL。

2. 碘华汞钾(Mayer)试剂

氯化汞 1.36 g 和碘化钾 5 g 各溶于 20 mL 水中,混合后加水稀释至 100 mL。

3. 碘-碘化钾(Wagner)试剂

1 g 碘和 10 g 碘化钾溶于 50 mL 水中,加热,加 2 mL 醋酸,再用水稀释至 100 mL。

4. 硅钨酸试剂

5 g 硅钨酸溶于 100 mL 水中,加盐酸少量调 pH 至 2 左右。

5. 苦味酸试剂

1 g 苦味酸溶于 100 mL 水中。

6. 鞣酸试剂

鞣酸 1 g 加乙醇 1 mL 溶解后再加水至 10 mL。

7. 硫酸铈-硫酸试剂

0.1 g 硫酸铈混悬于 4 mL 水中,加入 1 g 三氯醋酸,加热至沸,逐滴加入浓硫酸至澄清。

8. 硫氰化铬铵试剂

2 g 雷氏铵盐溶于 100 mL 蒸馏水中。

二、糖 的 检 出 试 剂

1. 碱性酒石酸铜(Fehling)试剂

本品分甲液和乙液,应用时取等量混合。

甲液:结晶硫酸铜 6.23 g,加水至 100 mL。

乙液:酒石酸钾钠 34.6 g,氢氧化钠 10 g,加水至 100 mL。

2. α-萘酚(Molish)试剂

甲液:α-萘酚 1g,加 75%乙醇至 10 mL。

乙液:浓硫酸。

3. 氨性硝酸银试剂

硝酸银 1 g,加水 20 mL 溶解,注意滴加适量的氨水,边加边搅拌,至开始产生的沉淀将近全溶为止,过滤。

4. α-去氧糖显色试剂

(1) 三氯化铁冰醋酸(Keller-Kiliani)试剂:

甲液:1%三氯化铁溶液 0.5 mL,加冰醋酸至 100 mL。

乙液:浓硫酸。

(2) 呫吨氢醇冰醋酸(Xanthydrol)试剂:10 mg 呫吨氢醇溶于 100 mL 冰醋酸(含 1%的盐酸)中。

三、有机酚类

1. 三氯化铁试剂

5%三氯化铁的水溶液或醇溶液。

2. 三氯化铁-铁氰化钾试剂

甲液:2%三氯化铁水溶液。

乙液:1%铁氰化钾水溶液。

应用时甲液、乙液等体积混合或分别滴加。

3. 4-氨基安替比林-铁氰化钾(Emersen)试剂

甲液:2% 4-氨基安替比林乙醇液。

乙液:8%铁氰化钾水溶液(或用 0.9% 4-氨基安替比林和 5.4%铁氰化钾水溶液)。

4. 重氮化试剂

本试剂系由对硝基苯胺和亚硝酸钠在强酸性经重氮化作用而成,由于重氮盐不稳定很易分解,所以本试剂应临用时配制。

甲液:对硝基苯胺 0.35 g,溶于浓盐酸 5 mL 中,加水至 50 mL。

乙液:亚硝酸钠 5 g,加水至 50 mL。

应用时取等量甲、乙液在冰水浴中混合后方可使用。

5. Gibbs 试剂

甲液:0.5% 2,6-二氯苯醌 - 4-氯亚胺的乙醇溶液。

乙液:硼酸-氯化钾-氢氧化钾缓冲液(pH 9.4)。

四、内酯(香豆素)类

1. 异羟肟酸铁试剂

甲液:新鲜配制的 1 mol/L 羟胺盐酸盐($M = 69.5$)的甲醇液。

乙液:1.1 mol/L 氢氧化钾($M = 56.1$)的甲醇液。

丙液:三氯化铁溶于 1%盐酸中的浓度为 1%的溶液。

应用时甲、乙、丙三液体按序滴加,或甲乙两液混合滴加后再加丙液。

2. 4-氨基安替比林-铁氰化钾(Emersen)试剂

见前。

3. 重氮化试剂

见前。

进行 2、3 试验时样品应先加 3%碳酸钠溶液加热处理,再分别滴加试剂。

4. 开环-闭环试剂

甲液:1%氢氧化钠溶液。

乙液:2%盐酸溶液。

五、黄酮类

1. 盐酸镁粉试剂

浓盐酸和镁粉。

2. 三氯化铝试剂

2%三氯化铝甲醇溶液。

3. 醋酸镁试剂

1%醋酸镁甲醇溶液。

4. 碱式醋酸铅试剂

饱和碱式醋酸铅(或饱和醋酸铅)水溶液。

5. 氢氧化钾试剂

10%氢氧化钾水溶液。

6. 氧氯化锆试剂

2%氧氯化锆甲醇溶液。

7. 锆盐-枸橼酸试剂

甲液:2%氧氯化锆甲醇液。

乙液:2%枸橼酸甲醇液。

六、蒽醌类

1. 氢氧化钾试剂

10%氢氧化钾水溶液。

2. 醋酸镁试剂

10%醋酸镁甲醇溶液。

3. 1%硼酸试剂

1%硼酸水溶液。

4. 浓硫酸试剂

浓硫酸。

5. 碱式醋酸铅试剂

见前。

七、强心苷类

1. 3,5-二硝基苯甲酸(Kedde)试剂

甲液:2% 3,5-二硝基苯甲酸甲醇溶液。

乙液:1 mol/L 氢氧化钾甲醇溶液或 5%氢氧化钠乙醇液。

应用前甲、乙两液等量混合。

2. 碱性苦味酸(Baljet)试剂

甲液:1%苦味酸水溶液。

乙液:10%氢氧化钠溶液。

3. 亚硝基铁氰化钠(硝普钠)-氢氧化钠的(Legal)试剂

甲液:吡啶。

乙液:0.5%亚硝基铁氰化钠溶液。

丙液:10%氢氧化钠溶液。

八、皂苷类

1. 溶血试剂

2%血细胞生理盐水混悬液；新鲜兔血（由心脏或耳静脉取血），适量，用洁净小毛刷快速搅拌，除去纤维蛋白并用生理盐水反复离心洗涤至上清液无色后，量取沉降红细胞用生理盐水配成 2%混悬液，贮藏于冰箱内备用（贮存期 2～3 d）。

2. 醋酐-浓硫酸(Liebermann-Burchard)试剂

甲液：醋酐。

乙液：浓硫酸。

九、含氰苷类

1. 苦味酸钠试剂

适当大小的滤纸条，浸入苦味酸饱和水溶液，浸透后取出晾干，再浸入10%碳酸钠水溶液内迅速取出晾干，即得。

2. 亚铁氰化铁（普鲁士蓝）试剂

甲液：10%氢氧化钠溶液。

乙液：10%硫酸亚铁水溶液，用前配制。

丙液：10%盐酸。

丁液：5%三氯化铁液。

十、萜类、甾体类检出试剂

1. 香草醛-浓硫酸试剂

5%香草醛浓硫酸液（或 0.5 g 香草醛溶于 100 mL 硫酸-乙醇（4∶1）中）。

2. 三氯化锑(Carr-Price)试剂

25 g 三氯化锑溶于 75 g 氯仿中（亦可用氯仿或四氯化碳的饱和溶液）。

3. 五氯化锑试剂

五氯化锑-氯仿(或四氯化碳)1：4,用前新鲜配制。

4. 醋酐-浓硫酸试剂

见前。

5. 氯仿-浓硫酸试剂

甲液：氯仿(溶解样品)。

乙液：浓硫酸。

6. 间二硝基苯试剂

甲液：2%间二硝基苯乙醇液。

乙液：14%氢氧化钾甲醇液。

用前甲、乙两液等量混合。

7. 三氯醋酸试剂

3.3 g 三氯醋酸溶于 10 mL 氯仿,加入 1～2 滴过氧化氢。

十一、鞣质类检出试剂

1. 三氯化铁试剂

见前。

2. 三氯化铁-铁氰化钾试剂

见前。

3. 4-氨基安替比林-铁氰化钾试剂

见前。

4. 明胶试剂

10 g 氯化钠,1 g 明胶,加水至 100 mL。

5. 醋酸铅试剂

饱和醋酸铅溶液。

6. 对甲基苯磺酸试剂

20%对甲基苯磺酸氯仿溶液。

7. 铁铵明矾试剂

硫酸铁铵结晶（$FeNH_4(SO_4)_2 \cdot 6H_2O$）1 g，加水至 100 mL。

十二、氨基酸、多肽、蛋白质检出试剂

1. 双缩脲（Biuret）试剂

甲液：1%硫酸铜溶液。

乙液：40%氢氧化钠溶液。

应用前等量混合。

2. 茚三酮试剂

0.3 g 茚三酮溶于正丁醇 100 mL 中，加醋酸 3 mL（或 0.2 g 茚三酮溶于 10 mL 乙醇或丙酮中）。

3. 酸试剂

见前。

十三、有机酸检出试剂

1. 溴麝香草酚蓝试剂

1%溴麝香酚蓝（或溴酚蓝或溴甲酚绿）乙醇溶液。

2. 吖啶试剂

0.005%吖啶乙醇溶液。

3. 芳香胺-还原糖试剂

苯胺 5 g，溶于 50%乙醇溶液中。

十四、其他检出试剂

1. 重铬酸钾-硫酸

5 g 重铬酸钾溶于 100 mL 40%硫酸。

2. 荧光素–溴

甲液:0.1%荧光素乙醇液。

乙液:5%溴的四氯化碳溶液。

甲液喷、乙液熏。

3. 碘蒸汽

略。

4. 硫酸液

5%硫酸乙醇液,或15%浓硫酸正丁醇液或浓硫酸–乙酸(1:1)。

5. 磷钼酸、硅钨酸或钨酸试剂

3%~10%磷钼酸、硅钨酸或钨酸乙醇液。

6. 碱性高锰酸钾试剂

甲液:1%高锰酸钾液。

乙液:5%碳酸钠液。

用时等体积混合。

7. 2,4-二硝基苯肼试剂

取2,4-二硝基苯肼配成0.2% 2 mol/L HCl溶液或0.1% 2 mol/L HCl乙醇溶液。

附录 3　常用酸碱的密度与浓度

名称	分子式	分子量	相对密度	百分浓度（W/W）	摩尔浓度（mol/L）	配 1 mol/L 溶液所需量（mL）
盐酸	HCl	36.47	1.19	37.2%	12.0	84.0
			1.18	35.2%	11.8	
			1.10	20.0%	6.0	
硫酸	H_2SO_4	98.09	1.84	95.6%	18.0	56.0
硝酸	HNO_3	63.02	1.42	70.98%	16.0	63.0
			1.40	65.3%	14.5	
			1.20	32.36%	6.1	
冰乙酸	CH_3COOH	60.05	1.05	99.5%	17.4	59.0
乙酸	CH_3COOH	60.05	1.075	80.0%	14.3	
磷酸	H_3PO_4	98.06	1.71	85.0%	14.8	67.6
氨水	$NH_3 \cdot H_2O$	35.05	0.90		15.0	67.0
			0.904	27.0%	14.3	70.0
			0.91	25.0%	13.4	
			0.96	10.0%	5.6	
氢氧化钠	$NaOH$	40.00	1.5	50.0%	19	53.0